난 척추측만증이 있어요!

(환자와 가족 그리고 치료자를 위한 가이드북)

I Have Scoliosis

A Guidebook for Patients,
Family Members, and
Therapists
9th revised edition

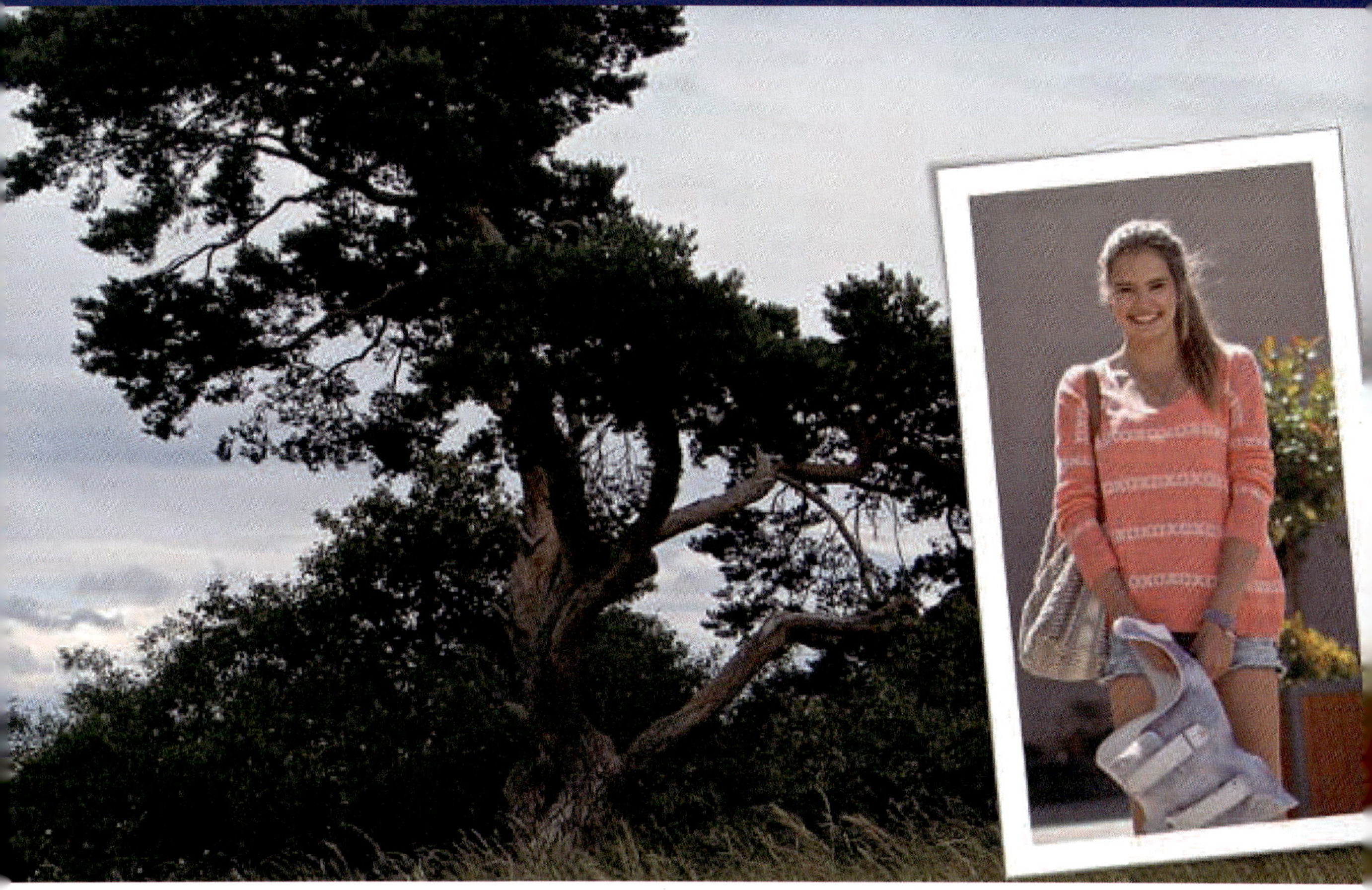

Dr. med Hans-Rudolf Weiss 지음
이 상 길 옮김

난 척추측만증이 있어요!

환자와 가족 그리고 치료자를 위한 가이드북

I Have Scoliosis

A Guidebook for Patients, Family Members, and Therapists

9th revised edition

신흥메드싸이언스

난 척추측만증이 있어요!
-환자와 가족 그리고 치료자를 위한 가이드북

***I Have Scoliosis**-A Guidebook for Patients, Family Members, and Therapists 9th revised edition*

발 행 : 2015년 06월 20일
지 은 이 : Hans-Rudolf Weiss
옮 긴 이 : 이 상 길
발 행 인 : 홍 성 혁
발 행 처 : ㈜**신흥메드싸이언스**
편 집 : 이 새 론, 조 아 라
주 소 : 서울특별시 영등포구 양산로 53, 501호(양평동3가)
등록번호 : 제318-2007-000077호
전 화 : (02) 2165-8670
팩 스 : (02) 2165-8675
홈페이지 : www.shmed.co.kr
I S B N : 978-89-6498-049-1 13510
정 가 : 16,000원

차례

Contents

역자서문

Preface

저에게 스승이자 슈로스 매소드를 알려주시고, 좋은 책을 번역할 수 있는 기회를 주신 Dr. Hans Rudolf Weiss에게 깊은 감사를 드립니다. 또한 이 책의 번역과 편집을 위해 많은 응원과 도움을 주신 교수님들(오재근, 임승길, 조종현, 김범수)과 동료들(김정훈 원장님, 김영태 선생님, 이선영, 김재란, 송창석, 김민진, 차한울, 임소연) 그리고 출판을 도와주신 신흥메드싸이언스에게도 진심으로 감사드립니다.

한스(Hans Rudolf Weiss) 박사의 'I have Scoliosis'를 접하고 이 책을 한국어판으로 번역하게 된 목적은 정확한 정보 전달이었습니다. 최근 국내의 척추측만증 유병률이 증가되고 있다는 보고들과 함께 척추측만증을 관리하는 혹은 치료하는 곳들이 늘어가고 있습니다. 그에 따라 관련된 정보들이 우후죽순처럼 늘어나며 난무하는 실정입니다.

그렇기에 그분들에게 좀 더 최신의 정보를 제공 하고자 한 것이 첫 번째 이유였습니다. 이보다 큰 두 번째 이유는 바로 척추측만증으로 인해 힘들어하시는 환자분 혹은 가족분들 이었습니다.

간혹 입증되지 않는 여러 가지 치료 방법 혹은 내용으로 인해 육체적 뿐만 아니라 정신적으로도 피해를 받는 경우가 많아 이 분들에게 조금이나마 도움을 드리고자 함입니다.

이 책은 척추측만증의 안내서임과 동시에 최근 국내에서 많이 소개되고 있는 슈로스 매소드의 창시자이신 Katharina Schroth의 손자인 Dr. Hans Rudolf Weiss 박사님께서 긴 시간동안 척추측만증 환자분들을 치료하고, 돌보며 직접 경험한 내용을 기록한 서적입니다. 기존의 방법들과는 사뭇 다른 관점으로 접근한 부분도 있어 생소하게 느껴지실 수도 있습니다만, 그러한 관점들이 척추측만증 환자분들 혹은 가족분들에게 육체적, 정신적으로 도움을 줄 수가 있다면 그러한 변화는 반드시 받아들여져야 하는 것이라 생각합니다.

앞으로 이 책을 통하여 척추측만증 환자분들과 그들의 가족들 그리고 척추측만증을 다루는 의사, 치료사, 운동지도자 등 많은 분들에게 도움이 되길 바랍니다.

2015년 6월 슈로스 교정운동센터 부원장

이 상 길

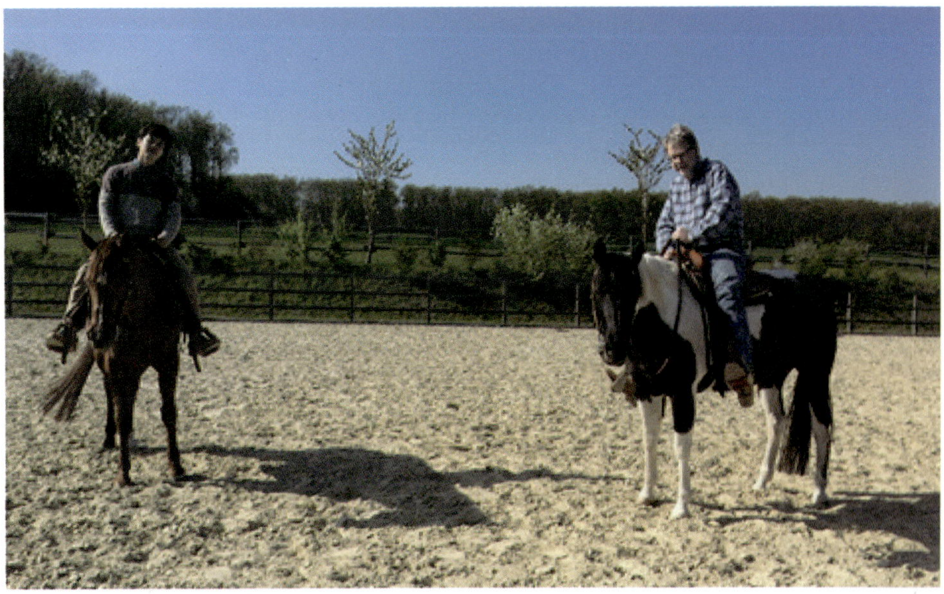

2015년 4월 Dr.Hans-Rudolr Wiss 와 함께

서문

Preface

나의 가족은 현재 3대에 걸쳐 척추측만증을 치료하는 일을 소명으로 삼았다. 나의 어머니인 Katharina Schroth는 1920년 이전에 그녀가 말하는 '3차원적 척추측만증 치료'를 개발했다. 아이였던 나는 이미 척추측만증 치료에 관여하고 있었고 결국에는 물리치료사로서의 직업을 추구하기로 결정했다. 나는 1961년 sobernheim에서 어머니와 함께, 150명의 환자들이 입원하고 우리의 집중 치료 개념에 따라 치료 받을 수 있는 척추의 변형을 가진 환자들의 재활을 위한 기관을 설립했다. 1980년대에는, 나의 아들 Dr.weiss는 아내와 함께 물리치료사들을 위한, 독일 전역에서 쓸 수 있는 발전된 훈련 프로그램을 개발하기 위해 협력했다. Katharina Schroth Clinic의 대표의사로서의 과학적인 업무 덕분에, 우리 치료 방법의 유효성이 증명될 수 있었다. 그 이후로 katharina schroth에 따르는 3차원적 척추측만증 치료는 세계적으로 주목받아왔다.

1970년대까지, 나와 나의 어머니는 거의 매우 심각한 척추측만증 환자들을 치료했다. 1970년대 말에, 나는 드디어 척추측만증이 여러 가지 만곡 유형들이 있으며, 각각 다른 치료 방법이 요구된다는 것을 알게 되었다. 게다가, 내 아들이 알아낸 것들은 현저한 만곡보다는 가벼운 만곡의 치료를 위한 기초가 되었고 성공적인 결과를 가진 개념이 되었다. 또한 오늘날의 보조기르 이용한 치료는 더욱 간단해졌다. 1980년대 말까지, 척추측만증 환자들의 50%는 통증 때문에 보조기를 착용 할 수 없었다. 이유는 장치들은 꽤 컸고 어떤 경우에는 크기가 허벅지부터 턱에까지 달했다(milwaukee 보조기). Toulouse(프랑스 지역명)의 Dr. Cheneau에 의해 개발된 보조기 역시 원래는 상당히 돌출되었을 뿐만 아니라 외관적인 걱정을 넘어 부정적인 영향을 미쳤다. 1999년, 아들이 그보다 더 좋은 체뉴 보조기를 처음 개발했다. 그때 이후, 보조기를 만들 때 한쪽 골반을 받쳐주는 부분 없이 만드는 것이 가능해졌고 어떤 만곡 유형들에서는 짧은 형태의 디자인도 좋은 결과를 만드는 것을 확인했다. 척추측만증으로 고통 받는 사람들에게, 우리 가족의 기술 발전은 커다란 축복으로 다가왔다. 현재의 지식에 따르면, 척추측만증의 비수술적인 치료 방법의 성공 확률은 95% 이상이다. 슈로스 방법이 단순화되고 보조기들은 착용하기 편해졌고 치료 경험이 많은 의사에게 관리되면 큰 불편을 초래하지 않을 것이다.

환자들을 위해 시작했던 개발 가업을 아들이 성공적으로 이루어 낸 것이 매우 자랑스럽고 행복하다. 9번째 개정판이 되어 출판될 이 안내서는 이미 많은 측만증 환자들에게 큰 도움이 되었다. 특히, 많은 모순되고 허황된 정보들이 인터넷에 퍼지고 있는 시점에서, 전문가가 쓴 과학적이고 확실한 정보는 매우 귀중하다. 그것이 내가 이 책이 널리 퍼지기를 바라는 이유다.

2013년 초, Bad Sobernheim

Christa Lehnert-Schroth

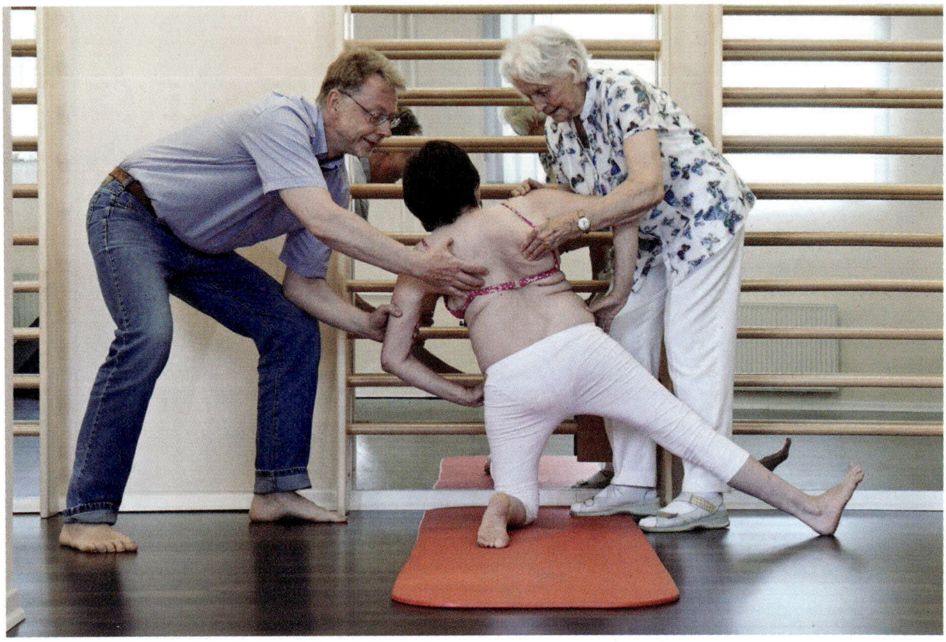

환자를 돌보고 있는 Christa Lehnert-Schroth와 그녀의 아들 Dr. Hans-Rudolf Weiss

아홉 번째 개정판의 서문

Foreword to the 9th edition

8번째 개정판이 있지만 최근 발견된 새로운 사실들을 독자들에게 알려주고 싶어 척추측만증 안내서를 새롭게 개정했다.

이 책에 2011년에 개발된 생체자기제어 시스템에 관해 보강된 독자적인 연구에 관한 내용을 새롭게 담았다. 우선, 이것은 물리 치료와 재활에 사용될 수 있다. 그리고, 이미 큰 만곡 뒤틀림을 가진 성인 척추측만증 환자들이 보조기 없이 장시간 직장생활을 가능하게 했다.

현재의 전문가 서적을 연구하여 더 많은 물리 치료의 효과에 대해 발견할 수 있다. 그리고 보조기 치료에 대한 과학적인 근거로 여겨질 수 있다. 그것과는 대조적으로, 현재의 연구에 의하면 척추측만증 수술 치료의 장기적 유효성 결과에 대한 증거가 없는 것이 확실해진다. 사실, 보조기를 이용한 척추측만증보다 수술을 이용한 치료시에 장기적으로 더 큰 합병증을 초래한다는 결과가 점점 나오고 있다. 이러한 충격적인 사실들에도 불구하고, 장기적이고 잠재적인 합병증들에 대해 과학출판물들에서는 거의 논의되지 않는다. 최근, 소아과의 한 과학 학술지의 편집자에게 편지를 썼다. 그 학술지는, 수술적 치료를 했을 때 발생하는 합병증에 관한 어떠한 언급도 없이 척추측만증 치료에 관해 수술적 측면만을 강조한 편파적인 기사가 포함되었다. 그 교수/편집자에게 편지를 보낸지 3주가 지나도 아무런 소식이 없자 나는 그에게 전화를 걸었다. 단도직입적으로, 그는 내 편지를 편집자에게 전하지 않을 것이라고 말했다. 그 편지는 더 큰 '교육적인 가치'가 없었고 내 개인적인 관심사에 치우쳐 있다고 했다. 나의 주장은 과학적으로 증명된 것이며 수술로 인한 높은 합병증 발병률은 소아과의사에게 특히 중요한 정보였다. 내가 집필의사에 대해 물어보려고 하자 그는 전화를 끊어 버렸다.

오늘날 척추측만증 수술 진단을 내릴 때에는 상당한 주의가 필요하고 특히 장기적인 합병증에 관해 환자에게 충분한 설명을 해야한다. 그렇기에 나는 측만증의 수술적 치료에 관한 페이지를 거의 바꾸지 않았다. 왜냐하면 정말로 수술을 결정하는 환자들이 있을 수 있기 때문이다. 그렇지만 중요한 것은 이 책에서 말하는 수술결과들이 수술 병원에서는 얻기가 힘들다는 것이다.

미래에는 보존적(비수술적) 치료가 주를 이룰 것이다. 최신 기술들이 만곡 증가의 가능성을 95 퍼센트 이상 예방하거나 20도에서 50도 사이의 각도를 가진 사람들의 각도를 상당히 줄일 수 있다는 것을 알게 된다면 환자들은 분명히 안심이 될 것이다. 그러나 이것은 보조기, 물리 치료 그리고 가능하다면 입원 재활 치료까지 모두 적용될 때 해당한다. 물리 치료의 최신 전략들은, 일상생활에서 사용 가능하고 환자들이 많은 힘을 들이지 않는 것을 목표로 한다. 여기에서 좌우명은 다음과 같은데 '단지 운동을 하기 위해서 하는 것'이 아니라 '더 이상 할 필요가 없을 정도로 운동해라'이다. 어떠한 이론적 교육 없어도 만곡을 증가시키는 일상생활의 자세를 바꿔, 시간이 지나면서 바른 자세에 대한 감각을 익힐 수 있다.

이 책은 cambridge editing에 의해 영어로 번역되었고, 훌륭하고, 시간에 잘 맞춘 서비스에 감사한다.

나의 존경하는 친구, Kathryn moramarco가 마지막으로 원고를 검토해주었고 최종의 실수들을 정리하여 주었다. 여러분의 지속적인 도움에 대단히 감사한다!

2013년 7월, Gensingen

Dr.med. Hans-Rudolf Weiss

Dedicated to all my courageous scoliosis patients

나의 모든 용기있는 척추측만증 환자들에게 바친다.

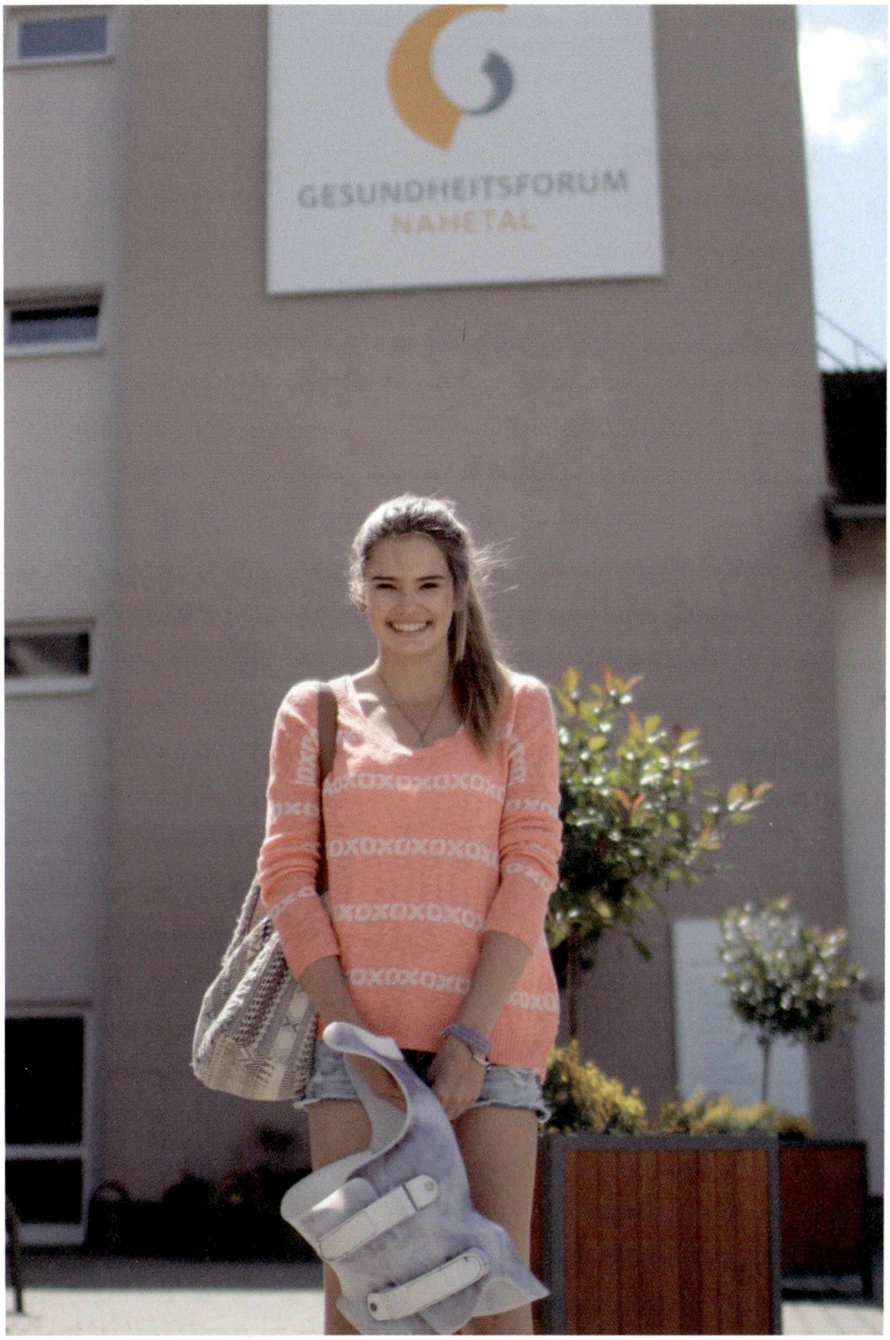

Chapter 01

서론

Introduction

아이들, 청소년들, 환자의 부모들은 '척추 측만증'이라는 진단을 어떤 식으로 받아들일까?

어떤 사람들은 진단의 결과에 대해 대수롭지 않게 생각하며 일상생활로 돌아간다. 반면에 어떤 사람들은 마치 그 결과가 사형선고인 것처럼 충격을 받는다. 이는 종종 절망과 깊은 우울증으로 이어진다.

하지만 아직 척추측만증 자체만으로는 나쁜 것은 없다. 의료적 관점에서 봤을 때, 척추측만증은, 보통 건강하고 유능한 어린이나 청소년들의 성장 장애에 불과하다.

측만증을 매우 심각하고 진단에 대해 다른 사람에게 숨기는 것은, 척추측만증과 관련해 다양하고 때로는 지나치게 각색된 모순된 정보들 때문이다.

"척추측만증이 치료되지 않으면 당신은 결국 휠체어를 이용하게 될 것이다" 또는 "만곡이 제대로 펴지지 않으면, 분명히 등에 통증에 있을 것이다"라고 사람들은 말한다. "성인이 되면 만곡은 점점 더 악화될 것이고 결국에는 부러지게 될 것이다" 아니면 "흉곽부분의 기형으로, 만곡이 심장을 압박하고 당신을 더 일찍 죽게 만들 것이다"라고 까지 사람들은 말한다.

이러한 견해들은 모두를 완전히 낙담시킨다. 하지만 과학적인 관점에서 볼 때, 모든 이야기들이 사실이 아님에도 불구하고 아직 그것들을 논리적으로 설명할 수 없다.

장기적인 관점에서, 측만증 치료 전략을 유지하고 환자의 성공 가능성을 증가시키기 위해, 나는 1999년 첫 독일어판을 시작으로 이 안내서를 쓰기로 결정했다. 의료적 관점에서, 측만증에 대한 부정적인 견해로 낙담할 필요는 없다. 인생의 어느 단계에서 악영향을 주는 것은 사실이지만, 몇몇의 성공적인 치료 전략들이 있는 것도 사실이다.

누가 매일 치료 받기를 원하겠는가? 누가 보조기를 하루 23시간, 몇 년 동안 착용하고 싶겠는가? 그리고 무엇보다도, 척추를 펴기 위한 수술을 누가 원하겠는가? 분명히 말하는데, 이러한 치료 방법들은 종종 성가시다 여겨질 수 있는 정도의 자세한 정보를 제공한 후에만 실행될 수 있다.

어린 환자의 이차 성징이 시작되는 시기의 보조기 착용은 성공 가능성이 높다. 하지만, 이러한 사실을 환자가 숨기는 것은 쓰라린 아픔이 될 수 있다. 내가 아주 귀여운 소년을 만났을 때, "나는 보조기를 차야해요. 그건 장애가 아닌가요?" 확실히, 이것은 사회적 장애가 될 수 있고 데이트를 할 때 나쁜 영향을 줄 수 있다. 극히 드문 측만증 사례들만이 심각한 신체장애로 이어진다. 그러나, 그것이 청소년들의 매우 중요한 시기에 발생하게 되면, 사회적장애는 매우 심각한 문제가 될 수 있다.

이 책이 강조하려는 또 다른 것은 모든 치료 방법이 모두에게 올바른 것은 아니다. 보조기를 거부하는 환자들을 예로 들어보자. 정형외과 의사의 자세한 설명에도 불구하고 보조기를 거부하는 경우가 있다. 이 경우, 나는 보조기를 이용한 치료를 배제한다.

또한, 수술은 모든 사람이 아닌 많은 사람들을 위한 것이다. 만약, 외과의사의 방대한 설명에도 불구하고 수술에 대한 걱정으로 진정되지 않는다면, 이와 같은 수술은 분명히 올바른 행동이 아닐 것이다.

보조기, 수술, 아니면 집중 물리 요법 마저 할 수 없는 상황이 또한 생길 수 있다. 이와 같은 경우, 환자는 설명에 따라 실천하는데 매우 도전적이다. 아마도 의사는 치료 없이 어떻게 측만증이 진행되는지 단순히 지켜만 봐야 할지 모른다.

척추측만증 전문가는 환자의 치료 여행에 동반하여 가능한 치료법들을 제안해야 한다. 의사가 어떤 치료 방법의 장점들을 완벽히 확신 하더라도, 환자에게 압박을 가하면 종종 정반대의 영향을 가져오기도 한다. 다시 말하자면, 환자가 치료 방법들을 받아 들이지 못하는 경향이 있을 수 있다. 이러한 이유로, 조언과 설명을 제공하는 것을 나의 의무라고 생각한다. 환자들이 결정을 내리기 전, 그들은 모든 다양한 방법들의 이점들을 이해하고 그 결정이 가져올 결과에 대해 알아야한다. 그제서야 환자들이 성공적인 치료를 위해 바른 선택을 하여 따라갈 수 있다.

나는 어떤 동료에게 같은 말을 들어왔다. "척추측만증 의사는 엄격한 의사여야 한다". 나는 이 의견에 동의하지 않는다. 만약 내가 환자들에게 엄격하게 대한다면, 서로의 신뢰도와 관계에 악영향을 끼칠 수 있다. 결과적으로 그들은 보조기를 착용하지 않는 다는 것을 더 이상 나에게 말하지 않게 된다. 치료를 하는데 방해가 되는 요소들을 찾아 낼 수 있는 것은 의사와 환자 관계에서의 열린 마음 뿐이다. 만약 육체적 성장이 일찍 시작 되어 치료에 혼란이 가중 된 경우, 환자와 빠르게 의논하여 짧은 기간 동안이라도 보조기를 착용하게 해야한다. 보조기는 하루 23시간, 어떠한 경우와 모든 상황에서도 착용되어야 한다고 언급하던 동료가 있다. 한 소녀의 측만증 보조기 치료에 관해 그가 했던 프레젠테이션에서 보여준 해변가 양산 아래서 수영복과 보조기를 입은 어린 소녀의 슬라이드가 아직도 생각난다.

나는 그것에 대해 매우 걱정했다. 당연히 급성장기에 23시간 보조기를 입는 것은 매우 중요하다. 그렇지 않으면 보조기는 효과가 없기 때문이다. 이것이 정말로 잘 지켜진다면, 그 보상으로 가끔의 예외사항을 만들 수 있다. 토요일 저녁 파티에 가느라 4~5시간 착용하지 못하는 것은 정말로 큰 문제인가? 일 년 내내, 하루 23시간씩 보조기를 착용하다가 단 2주간의 여름 휴가동안 하루 12~16시간밖에 보조기를 착용하지 못한 것이 진정 큰 문제인가? 일주일의 스키 휴가 중, 하루의 반만 보조기를 착용하는 것이 진정 큰 문제인가?

나는 그렇게 생각하지 않는다. 때때로 보조기 없이 삶의 기쁨(the joie de vivre)을 경험할 수 있다면, 운동 치료와 보조기를 착용하는 치료 요법에 대한 환자의 동기부여가 훨씬 쉬워진다.

규칙적으로 반나절 동안만 보조기를 착용하는 것은 충분치 않다고 지적하고 싶다. 하지만, 가끔 4시간 정도 착용하지 않고 일 년에 300일 동안 꾸준히 보조기를 착용한다면, 전반적인 진척 상황 속의 일부 부정적 영향은 무시할 수 있다.

정반대로, 특별한 경우에 보조기를 벗는 게 허락된다면, 자세를 고치는 데 심리적으로 강화하는 효과를 줄 수 있을 정도로 환자의 삶에 대한 열정을 북돋을 것이다.

환자가 자신의 치료에 책임감을 갖는다면 치료는 거의 성공한 것과 다름없다. 그러나 부모들이 매일 다음과 같이 아이들에게 말한다면 치료에 도움이 되지 않을 것이다. “아직 운동을 더 해야 해”, “지금 8시간 동안 보조기를 벗고 있었어”. 가족간의 사춘기와 관련된 갈등과 힘겨루기가 측만증 치료로 전이된다면, 치료는 성공할 수 없다. 그러므로, 이것은 부모와 아이가 함께 다뤄야하는 또 다른 주제이다. 중요한 질문들은 이런 것이다. “내 아이에게 얼마 만큼의 도움이 필요한가?” 혹은 “아이가 스스로 자기 치료에 있어서 책임 있게 할 수 있다고 믿어도 되나?”

이 마지막 질문에 “예”라고 답하는 부모가 자기 아이에게 그 신뢰를 나타낼 수 있다. 바로 이런 신뢰가 성공적인 치료로 보상되는 가장 가능성이 있는 것이 될 것이다.

이 책 도입 부문을 보면, 측만증을 숨기거나 과장하는 것은 올바른 방법이 아니다. 슬프거나 화를 내는 것은 상처 입은 사람으로서의 권리이다. 나 역시 울 권리를 가지고 있고 모든 사람에게 자산의 감정을 나타낼 수 있다. 나는 내가 측만증이 있어서 힘들고 관여된 치료 요법을 받는 것이 두렵다고 내 주위에 있는 사람들에게 말할 수 있다. 이러한 초기 감정들이 진정되면, 이 모든 것을 거쳐 두 번째 감정이 발생하는데 즉, 측만증을 극복하는 과정이다. 내가 측만증을 '나의 측만증'으로 받아들이고 성공을 보장하는 치료를 따르겠다고 개인적으로 결정하는 과정이, 결국 그 치료 과정에 대해 내가 얼마나 성공적이고 집요하게 하느냐를 결정짓는 측정치가 될 것이다. 왜냐하면 스스로 그 치료를 완수하는데 책임을 지게되기 때문이다.

각각의 환자들의 치료 방법과 대처하는 체계는 매우 다르다. 그리고 이것이 측만증 치료와 관련해서 나의 환자들의 각기 다른 경험과 감정들이 말 그대로 다음과 같이 재현되는 이유이다.

Chapter 02

환자 보고서

Patient Reports

다음의 환자 보고서는 수정 없이 환자의 말을 그대로 인용했으며, 치료 장소 및 개인 기록을 나타내는 부분만 수정했다. 전반적으로 볼 때, 이 기록들은 측만증 환자들이 느끼는 것에 대해 매우 자세한 설명을 해 준다. 청소년들의 보조기 치료중에 경험한 것을 묘사하고 있다. 성인들은 입원 재활 · 집중 치료가 그들의 육체적 능력을 어떻게 유지하는 데 도움을 되었는지 알려준다.

만약, 환자가 긍정적 태도를 갖는다면 부작용 없이 수술이 잘 이루어질 수 있는 것과 관련되어 있다. 그러나 다음의 서로 다른 설명에서 두 가지 측면이 나타난다.

환자 개개인에 따라 매우 다르고, 상태가 비슷한 사람들과(예를 들면, 적절한 지원그룹 이나 입원 재활 치료)함께 하는 것으로 서로에게 도움을 주고 안도감을 준다고 생각된다.

또한 분명한 건, 오늘날 여전히 존재하는 치료상의 차이점들이다. 같은 보조기 치료라고 하더라도, 어떤 보조기들은 환자들에게 큰 불편만 주는 반면 교정 치료가 잘 이루어지는 다른 보조기들이나 수단들은 환자들에게서 호평을 받은 것으로 서술되고 있다.

환자 보고서 6번은 매우 감정적으로 쓰였다. 다른 비슷한 환자들에게서는 좀처럼 묘사되지 않는 감정을 '롤러코스터'와 같이 묘사했다. 우선, 이 환자 보고서를 공개해도 되는지 고민했다. 왜냐하면 절제가 부족하다는 것으로 해석될 수 있기 때문이다. 자신의 일이 이 환자 보고서에서 너무 많이 강조됐다는 것을 무시하면, 환자들 특히, 외국에서(독일이 아닌) 여전히 무관심한 측만증 환자의 비수술적 치료의 측면에서 환자들에게 도움이 될 것이다.

본 책자가 다른 언어들로 번역된다는 사실 때문에 이 보고서를 영어로 인용했다. 다른 두 개의 환자 보고서는 영어로 되어있어 그대로 인용했고, 나머지는 독일어를 영어로 번역하여 인용했다.

측만증 보고서 1

J. S.[16세]

14살의 2009년 크리스마스 직전, 내게 척추측만증이 있다는 사실을 알았다. 나의 아버지는 밤에 입었던 타이트한 티셔츠를 입고 집안을 돌아다니는 내 등의 높이가 다르다는 것을 발견했다. 오른쪽 견갑골은 분명히 돌출되어 있었다. 곧바로 정형외과 의사한테 가자고 하는 아버지의 의견이 과장됐다고 생각했다.

하지만 어머니는 정형외과에 서둘러 예약을 했고 내가 측만증이 있다는 것으로 진단받았을 때 정말로 충격이었다. 나를 진단한 의사는 척추측만증을 치료하기 더 좋은 곳을 알려주었다. 직접 그곳에 전화를 해서 예약을 해야 했다. 그러나 그 곳에서는 예약을 위해 4개월을 기다려야 했고, 어머니는 실망하셨다. 또한 하필이면 내가 실습하는 주에 예약 되어 결국, 2개월 뒤로 예약을 했다. 어머니는 나를 위해 더 빠른 날짜로 예약을 해보려 노력했지만 별 소용이 없었다. 마침내 예약한 날짜가 되어 우리는 병원으로 일찍 출발했다. 2시간에 걸쳐 찾아간 병원은 도착하자마자 X-ray를 찍고 의사와 상담하러 들어갔다. 그곳에서 나의 척추 X-ray를 볼 수 있었고, 내가 20도 이상의 만곡을 가지고 있다는 것을 한 눈에 알 수 있었다. 만곡이 20도 이상이면 보조기가 필요하다는 것을 측만증에 관한 책을 읽은 어머니에게서 들어 알고 있었다. 하지만 나는 의사와 상담하는 내내 보조기가 필요 없기를 바랐다. 의사가 나의 X-ray상의 만곡의 각도를 측정했고 상부 44도, 하부 34도의 만곡이 있다고 말했을 때, 불행히도 나의 직감은 현실이 되었다. 그리고 의사는 6도만 더 휘었더라면 수술을 해야 한다고 무관심하게 나를 격려했다.

내 걱정은 더 커져만 갔다. 또한 그 당시 15살이었던 내가 보조기 치료를 하기에는 나이가 있어서 나에게 해줄 수 있는 것은 없다고 말했다.

나는 다른 형태의 물리 치료, 즉 schroth 운동을 시작하기로 했다. 지금까지는 평범한 물리 치료만 받아왔다. schroth 운동을 위해, 18시간씩 착용할 보조기를 만들어야 했다. 이 보조기를 위해 제조사에 가서 석고모형을 만들었고, 3주 후 보조기가 도착했다. 보조기의 많은 부분들이 수정되었는데, 이것이 보조기를 제작하는데 있어 시간이 걸리는 이유이다. 결국 보조기 제작자가 그의 동료와 함께 내 보조기를 보았다. "어깨뼈가 잘 보이는데!" 이것이 그의 첫 반응이었다.

보조기를 모두 확인하고 나서야 우리는 집에 올 수 있었고, 나는 거의 신경쇠약 상태였다. 집에 와서 즉시 보조기를 착용하여 적응하려고 노력했다. 그러나 여름이라는 커다란 시련이 나타났다. 그때는 여름방학이었고 매우 더웠다. 하지만 노력 끝에 모든 치료가 순조롭게 진행되었고, 내 몸에는 보조기의 압박 흔적만 남았다. 하지만 갑자기 늑골에서 팔까지 걸쳐 통증이 시작됐다. 한 번은, 침대에 누워있을 때 팔을 돌렸는데 늑골에서 보조기를 처음 착용할 때 느꼈던 극심한 통증을 느꼈다. 또한 불행하게도 색깔이 보이지 않는 종창이 생기기 시작했다. 그래서 우리는 다시 보조기 제조회사를 찾아갔다. 보조기는 아주 조금 수정되었지만 상당히 큰 과제를 주었다. 내가 매우 높은 각도를 가지고 있어서 더 이상 폭을 넓힐 수 없고, 종창이 생기는 압력패드 부분이 내 척추 만곡의 주된 교정점이라고 했다. 또한 그들은 내 늑골이 심하게 돌출되어있기 때문에 훨씬 더 많은 압력이 필요할 것이라고 말했다. 결국, 완전히 충격을 받은 채 집으로 돌아왔다.

나는 점점 수면을 취하는데도 어려움이 생기기 시작했다. 자면서 나도 모르게 보조기를 풀어버리는 일도 종종 생겼다. 통증이 멈추지 않고 종창이 더욱 심해져, 우리는 다시 병원을 찾았다. 의사는 나를 관찰하더니, 출혈이 있다고 했다. 해결방안을 묻자 보조기를 2주간 낮 시간에는 착용하지 말고, 그 후에 다시 시도해보라고 했다. 다른 해결 방법이 없기 때문에 의사의 지시를 따랐다. 보조기 없이 몇 주가 지나자 종창이 조금 가라앉았다. 그러나 다시 보조기를 착용했을 때 종창은 더 악화되었다. 그 후 보조기 제조회사에 몇 번 더 찾아갔지만 손을 쓸 수 없었다. 또한 이러한 증세는 100분의 1에 해당하는 아주 드문 일이라고 했다. 그리고는 X-ray 검사 날이 왔다. 이번에는 의사가 나의 출혈을 관찰하더니 복막염이라고 진단을 내렸고 나를 아주 불안하게 만들었다. 어떻게 해야 하냐고 물어봤지만, 돌아오는 대답은 "아무런 방법이 없어요."였다. X-ray 검사 결과에서 상부 만곡이 약간 교정됐다는 결과가 나와 만곡의 교정을 위해 압력을 더 증가시켜야 했다. 그러나 상황은 더욱 악화됐다. 그 이후, 우리는 보조기 제조회사와 의사에게 다시 가지 않게 되었다. 한편, 종창부위는 달걀크기만큼 커져있고 나는 통증 때문에 수면을 제대로 취할 수가 없었다. 주말에는, 항상 새벽 6시 정각에 보조기를 풀고 정오까지 깊은 수면을 취했다. 일찍 일어나는 습관을 가지고 있던 내게 생활패턴의 불균형이 나타나면서 학교에서는 수업에 집중하는데도 문제가 생겼다. 보조기 제작자가 보조기는 전혀 아름다운 것만은 아니라고 말했기 때문에 나는 그냥 입어야만 하는 줄 알았다. 그러던 중 어머니는 더 많은 정보를 알아봤고, 마침내 좋은 평판을 가진 의사를 찾아냈다. 나는 그곳에 가는 것을 원치 않았지만 부모님은 나를 설득시키려고 노력했다. 그 이유는 내 등의 늑골 돌출이 점점 더 확연히 심해졌기 때문이다. 결국 우리는 2주안에 병원에 예약했다. 처음에, 그 의사는 나의 내성적인 인사에 아주 놀랐다. 그 때까지 나를 치료했었던 사람들에게 다소 겁을 먹고 있었다.

하지만 이 의사는 그 전의 의사와는 완전히 달랐다. 그는 나와 직접 이야기를 했고, 보조기를 자세히 봐주었다. 결국 보조기가 나에게 너무 작다는 결과가 나왔다. 그리고 내가 식사할 때 메스꺼워 거의 아무것도 먹지 못했던 것이란 결론이 내려졌다. 그는 내 보조기가 자신이 본 보조기 중 최악은 아니지만, 최고도 아니라고 말했다.

그는 새로운 보조기를 만들 것을 제안했다. 나는 사실 망설였지만 즉시 동의했고, 나의 부모님은 완전히 확신했다. 이곳에서도 마찬가지로 나에게 해줄 수 있는 것은 없다고 했으나, 의사는 보조기를 착용하는 것에 대한 결정을 나에게 맡겼다. 따라서 이번에는 온전히 나의 의지로 결정 되었다. 내가 보조기를 다시 맞추기로 결정한 이유는 그들이 내 몸의 외관적인 면에서 뭔가 도움을 줄 수 있을 것이라고 말했기 때문이다. 척추측만증 진단을 받고 치료를 시작한 후 처음으로 몸이 심하게 아픈 것을 느끼지 못했다. 나는 X-ray를 찍었고 이전 보조기를 통해 만곡 각도가 아주 조금 개선된 것을 확인했다. 나는 바로 그 새로운 보조기 제조회사로 갔다. 여기에서의 치료 또한 그 전의 치료와 완전히 달랐다. 보조기를 조금씩 수정할 때마다 나에게 항상 괜찮은지 물어보았고 나는 완전히 당황해, 항상 긍정적인 대답을 했다. 그들은 일을 서둘렀고, 나는 새 보조기를 단 2주 만에 받았다. 나는 시험 보조기를 먼저 착용하고, 의사에게 곧바로 갔다. 지금까지 경험해온 보조기와 달리, 한 번에 나에게 잘 맞아서 놀랐다. 의사는 내 보조기에서 수정되어야 할 부분에 표시를 했고 보조기 제작자도 같이 옆에 있었다. 그리고 다시 보조기 제작회사로 갔고, 내 보조기는 또 수정됐다. 이전의 보조기 제작회사와는 달리, 이곳에서는 모든 사람들이 매우 친절했고, 나에게 매우 예의 바르게 대해 주었다.

최근에 X-ray 검사를 했고 나의 상부 만곡은 훨씬 더 좋아져서 외형상으로도 조금 좋아졌다. 물론 내 몸에 압박 자국은 남았지만 견딜만했다. 그 후 내 복막염은 가라앉았지만 경화증이 남아 일부분이 이미 뼈로 변했다. 아마 없어지지는 않겠지만, 아프지는 않았다. 보조기를 매일 23시간씩 착용했음에도 불구하고 염증이 가라앉아서 정말 놀랐다. 그동안 지속적인 염증이 내 면역체계를 악화시켰고, 계속 감기에 걸렸었다. 나는 정신적으로도 많은 고통을 받았었다. 내 어머니와 친구들은 내가 새 보조기를 받고나서 생기있어 졌으며 삶에 대한 열정이 이전보다 다르다고 한다. 매우 당연한 일이다. 내가 진정으로 변화한 것은 보조기를 착용하면서도, 열린 마음으로 반 친구들에게 말을 할 수 있게 된 것이다. 내가 처음 보조기 착용을 시작했을 때, 나와 가까운 친구들에게만 알렸었다. 그러나 지금은 모든 지인이 알게 되었고, 그들은 모두 긍정적으로 반응해준다.

내 보고서를 통해 하고 싶은 말은 치료 과정이 올바른 것인지에 대한 의심이 든다면, 여러 가지 의견을 갖는데 주저하지 말아야한다는 것이다. 나는 나의 결정과 지금의 외형에 매우 만족한다. 누구도 내가 측만증을 가지고 있는지 알아채지 못한다. 이제는 수영장에도 갈 수 있으며, 수술을 필요로 하지 않는다. 그 동안 나는 치료센터에도 다녀왔는데 거기서 다른 여자 아이들과 친구가 되었다. 나는 이제 치료적 운동도 꽤 잘하게 됐다. 나는 2시간의 운동 치료가 또한 도움이 되기는 하지만, 나한테 있어서는 보조기가 아주 중요하다고 생각한다. 나는 보조기를 착용한 후 친구가 된 또 다른 소녀와 함께 운동을 한다. 우리는 서로를 잘 이해하며 우리들만의 특별한 문제를 이야기 할 수 있어서 행복하다. 나는 정말로 만족하고 있고, 심각했던 나의 초기 측만증 치료 시기에 나를 도와준 내 가족, 친구들 그리고 애완동물들에게 감사한다. 나는 나의 측만증을 받아들였고 나와 함께 갈 수 있다고 생각하게 되었다. 이 생각이 지금 내가 훨씬 더 좋아지게 된 이유라고 생각한다.

측만증 보고서 2

H.A. [16세]

보조기 진단은 나에게 아주 충격적이었으며, 받아들이기 어려웠다. 2년 전에, 나는 휘어진 척추 때문에 특별한 등 근육운동을 했다. 그러나 잘못된 시점에 적용되었던 듯, 보조기만이 더 악화되는 것을 막았다. 그 때문에 아마도 척추융합술도 피할 수 있었다고 생각된다. 당시에는 측만증이 미래 내 인생에 어떤 영향을 줄지 미처 깨닫지 못 했었지만, 그럼에도 불구하고 끝없는 질문들이 내 머리를 스쳐지나갔었다. '내가 보조기를 착용하고 정상적인 삶을 살 수 있을까?', '보조기가 내 일상생활과 학교생활에 얼마나 영향을 끼칠까?' 이것은 아마 그 때 나에게 있어서 가장 중요한 질문이었을 것이다. '여전히 내가 너무나 좋아하는 활동적인 스포츠를 계속 할 수 있을까?'라는 의문을 가진 나에게 나의 정형외과의사는 진단 후, 내가 가장 염려 하던 바를 현실로 만든 한 전문의를 소개시켜 주었다.

보조기를 장착하는 동안 활동적인 스포츠 활동은 무리라는 말에 나는 스포츠를 그만두어야 했다. 그러나 나의 운동에 대한 열정 때문에 이것을 받아들일 수도, 인정하고 싶지도 않았다. 또 다른 이유는, 지금까지 다른 의사들이 운동이 척추에 좋다고 말했기 때문이다. 이러한 이유로, 나는 다른 의견을 듣고 싶었고, 보조기를 착용하는 내 이웃을 통해서, 두 번째 전문가를 찾아 갔다. 그는 인상이 매우 좋았고 내가 운동을 결코 그만둘 필요가 없다고 설명했다. 그리고 그는 보조기 외에 schroth 방식의 운동 치료를 해보라고 추천했다. 나는 그 운동 치료를 집에서 스스로 하기 위해, 그 운동을 배우는 치료센터에 가기로 했다. 그리고 깁스를 이용해 내 보조기를 맞춰주었다. 그 당시에는, 이것이 오래된 방법으로 엄청난 문제를 가져올 것이라 예측하지 못했다. 3~4주 동안의 보조기 적응기간 후에, 나는 하루 16시간동안 보조기를 착용할 예정이었다. 그러나 보조기 적응의 첫 시도부터 보조기에 대해 가졌던 희망이 사라졌다. 나는 하루에 한 시간 이상 착용할 수 없을 정도였으며, 아무것도 할 수 없을 만큼 극심한 통증을 느꼈다. 밤에도 30분마다 통증으로 깨어났고, 어떤 때는 보조기를 벗어도 더 이상 잠들 수 없었다. 그럼에도 불구하고 성공적인 치료가 될 수 있을 것이라는 희망으로 치료를 지속했지만 결국 수면부족과 함께, 학업과 운동능력은 현저히 저하됐다. 나는 집중력의 급격한 저하와 피로감으로 의사와 면담을 신청해 나의 상황을 설명했다. 하지만 그는 시간이 지나면 익숙해 질 것이라는 말만 했으며 6개월이 지나도록 달라진 것은 없었다. 그러던 어느 날 우연히 수학 선생님에게 나의 상황과 보조기에 대한 문제점에 대해 말하게 되었다. 그는 두 딸이 똑같이 보조기를 착용하고 있지만 아무런 문제가 없다며 Dr. Weiss라는 의사의 주소를 알려주었고, 우리는 가능한 빨리 예약을 했다.

첫 상담에서 Dr. Weiss는 아주 훌륭하고, 매력적이며, 무엇보다도 통찰력 있는 인상을 받았다. 내 보조기는 나에게 너무 작게 맞춰졌다고 말했다. 아마 보조기가 구식으로 제작되었기 때문이라고 했다. 그는 스캐너와 여러 가지 더 많은 측정도구를 사용하여 나에게 새 보조기를 맞춰주었다. 나는 처음 그 보조기를 입었을 때 어떤 통증도 느끼지 못했고, 나는 희망에 부풀었다. 약간 세부조정을 한 뒤에 Dr. Weiss와 나는 만족스러웠다. 하루에 정해진 16~20시간을 착용하며, 나는 통증없이 수면을 취할 수 있었다. 내 학업능력은 다시 안정되었고, 무사히 고등학교를 마칠 수 있었다. 내 운동능력에도 더 이상 부정적인 영향을 받지 않았다. 오히려 반대로 보조기 착용에도 지금까지 나의 전체 경력 상, 가장 큰 성공이 될 유럽 전체 대항전에 나갈 수 있는 자격을 처음으로 얻었다. 결론적으로, 나는 보조기를 착용해야하는 사람들에게 통증을 주는 보조기는 맞추지 말아라 라고 말하고 싶다. 당연히 약간 부피가 있어 보이고 어떤 동작에 약간 영향을 미치는 점을 제외하면, 보조기가 큰 장애는 아니다. 그저 보조기 안에 입는 약간의 새 옷을 구입하면 된다. 그러면 당신은 나머지 것들에 정말 빨리 적응할 수 있으며 당신의 나아질 결과를 위해 이것들은 별로 중요하지 않은 미비한 희생일 뿐이라고.

측만증 보고서 3

C.S.[15세]

내가 측만증 진단을 받았을 때는 6학년이었다. 그 당시 나는 12살이었고, 43도의 만곡을 가지고 있었다. 사실 언젠가는 저절로 없어 질 것이라고 생각했기 때문에 크게 걱정하지 않았다. 전혀 그렇지 않았지만 말이다. 보조기를 착용해야한다는 이야기를 들었을 때 무엇인지 몰라 인터넷에 검색해 봤는데 처음에는 충격을 받았다. 이것이 내가 착용해야하는 것인가?

2주정도 뒤에 나는 그 정형외과를 갔고, 그 일주일 뒤, 내 첫 보조기를 받았다. 비록 등에 상처가 났지만, 겨울에는 참을 수 있었다. 그러나 정말로 나를 미치게 만든 것은 쇄골까지 닿는 받침쇠였다. 이것으로 내 모든 옷들은 목 위까지 올라와야만 했다. 그뿐만이 아니라 보조기를 착용하고 장시간 앉아있으면 다리의 감각이 없어지는 것과 등까지 잡아 당기는 느낌이 나는 것을 몇 주 후에 발견했다. 약 18개월간의 많은 적응과 수정에도 그 보조기는 나에게 맞지 않았다.

나는 평판이 더 좋은 또 다른 의사에게서 두 번째 보조기를 맞췄다. 나는 곧바로 석고에 감싸인 지독한 느낌을 받았다. 한 주가 지나 그 두 번째 보조기를 입게 되었다. 이전 보조기의 반 정도 밖에 되지 않았고, 큰 플라스틱 벨트를 연상시켰다. 그러나 이 보조기의 단점은 매우 두꺼운 플라스틱으로 만들어져 두껍고 딱딱해 몸에 압박자국을 남기는 압박패드가 붙은 완전한 석고 틀이었다. 더군다나 내 만곡에 아무런 도움이 되지 않았다. 나는 또 다른 의사에게 세 번째 보조기를 맞추게 되었다. 이 보조기 또한 꽤 달랐다. 더 크고 더 얇은 플라스틱 재질로 만들어졌으며 이전 두 개의 보조기 보다 더 편했다. 나는 이 보조기를 2년째 입고 있으며 다른 것들보다 내 척추만곡을 분명히 더 개선시켰다.

다행이도 세 보조기 모두 눈에 많이 띄지는 않아서 항상 원하는 대로 옷을 입을 수 있었다. 반 친구들 대다수가 내가 보조기를 착용한다는 것을 몰랐고, 보조기를 착용했다고 내가 말하면 놀랐다. 나는 각각의 보조기를 항상 학교와 밤에서도 착용했지만 23시간동안 착용하지는 않았다. 공부할 때나 식사할 때 불편하게 했기 때문에 하루에 18~20시간만 착용했다. 비록 착용 시간이 처방된 시간보다 짧았지만, 정기적으로 치료적 운동을 하며 보조기를 입지 않았을 때의 자세를 교정하는 법을 배우는 2시간 과정에 참여했기 때문에 내 등은 호전되었다고 생각한다. 이제는 보조기를 16시간 즉, 학교에서와 밤에만 착용을 하면 된다. 보조기를 착용하는 것이 결코 재미있는 것은 아니지만, 좋은 마음가짐과 좋은 친구들이 있으면 이 시간을 그런대로 잘 보낼 수 있을 것이다. 많은 스포츠 활동에 참여하는 것 또한 매우 중요하다(무엇보다, 이 시간동안 보조기를 벗을 수 있다. 왜냐하면 '스포츠= support'이기 때문이다). 내가 전하고 싶은 말은 보조기를 착용하더라도 보조기를 착용하기 전에 자신이 했었던 모든 활동을 주저하지 말고 시도하라는 것이다(물론 상황에 따라 약간의 수정은 필요하다).

측만증 보고서 4

K. Y. [17세, 모스크바]

내 이름은 Katharina이다. 나는 17살이고 러시아에서 왔다. 내가 측만증 진단을 받았던 그 때부터 내 이야기를 시작하고 싶다. 2006년 1월, 내가 13살 당시 발레 수업시간이었다. 선생님은 내 왼쪽 등이 약간 더 높다며 정형외과에 한번 가보라고 했다. 부모님은 곧바로 모스크바의 한 의사를 찾았다. 그 의사는 불친절하지는 않았지만, 그의 말들은 나를 두렵고 울상짓게 만들었다. 내 만곡은 22도였다. 그는 측만증 치료 방법은 비수술적 치료와 수술적 치료가 있는데, 만곡이 계속 커지면 수술해야 한다고 했다. 나는 둘 중 어느 것도 원치 않았다. 그저 그 곳에서 빨리 벗어나 모든 것을 잊고 싶었다. 그 의사는 내가 그렇게 나쁜 상태는 아니라고 했고, 치료가 오래 걸리지 않을 거라는 희망을 주었다.

내 부모님은 나를 진정시키며, 모든 사람은 인생을 살아가며 언젠가는 어려움이 있고 피하는 것은 불가능하다고 설명했다. 완벽히 건강한 사람은 없으며 치료가 될 수 없는 경우도 있지만, 나는 개선할 수 있는 기회가 있으며 그 기회를 이용해야만 한다고 이야기했다.

나는 모스크바의 한 치료센터로 보내졌고 거기에는 다양한 각도의 만곡을 가진 아이들과 청소년들이 있었다. 이 치료센터의 의사들은 개인별 운동 프로그램을 시행했다. 나의 한 달이 넘는 일과는 매일 한 시간 씩 운동에 참여했으며, 그 후 마사지와 전기치료를 받고 다시 운동을 했다. 중간에 학교도 가고 친구를 만나며 맛있는 것도 먹고, 회복할 시간도 가졌다. 그 치료센터에서는 석고침대에서 잤지만 결국 나에게는 맞지 않았다. KPO-14 보조기도 만들었지만, 아무런 소용도 없었다. 한 달 뒤 집에 돌아왔을 때, 우리는 바로 의사와 상담을 했고, 나는 '모든 것이 정상적으로 돌아왔고, 너는 다시 건강해졌어.' 라는 말을 들을 수 있을거라 기대했다. 그러나, 근육 외에는 아무런 변화가 없었다.

그 때 부모님은 다른 가능성이 있는 치료를 찾기 위해 노력했고, 아버지는 측만증에 대해 더욱 집중적으로 조사하며 각종 포럼을 통해 인터넷에서 정보를 찾을 뿐만 아니라 많은 책을 읽으셨다. 내가 체뉴 보조기와 독일의 한 전문가를 알게 된 것은 아버지 덕분이었다. 아버지가 없었더라면, 나는 결코 알지 못했을 것이다.

우리는 이 전문가와 상담을 하고 보조기를 만들기 위해 독일로 향했다. 나중에 알게 된 사실인데, 나는 이미 하부 42도와 상부 33도의 각도를 가지고 있었다. 그는 우리를 도와줄 수 있다고 확신했고, 이것은 나에게 큰 희망을 주었다. 그는 우리를 체뉴 경량 보조기를 고를 수 있는 정형외과 작업실로 보냈다. 사실 나는 보조기를 20시간 이상 착용해야 한다는 것에 충격을 받았고, 친구들이 뭐라고 말할지도 걱정되었다. 지금은 이것이 그들의 의견에 관한 문제가 아니라 나의 인생에 관한 문제라는 것을 알고 있지만, 그 당시엔 몰랐었다. 나의 부모님들은 내가 올바른 생각을 가질 수 있도록 설득했다. 내가 보조기에 대해 자랑스러워하고, 부끄러워할 필요가 없다고 설명해주었다. 이제는 누가 이것이 뭐냐고 물으면 단지 병을 낫기 위한 보조기라고 용기 있게 대답할 수 있다. 나는 3년간 이렇게 살았고, 대부분의 사람들은 보조기를 알아채지 조차 못했다. 나는 하루에 최소한 20시간을 착용했지만, 그렇게 어려운 일은 아니었다. 나는 체육 시간과 샤워를 할 때만 보조기를 벗었다. 겨울에는 특히 터틀넥을 입으면, 견디기가 쉬웠다. 여름에는 조금 더워서 가끔 낮 동안에는 착용하지 않았다. 나는 검사를 위해 일년에 두 번 독일의 전문가에게 갔고, 각도가 점점 줄었기 때문에 더욱더 기뻤다. 한 달간의 보조기 착용 후, 만곡은 상부 25도, 하부 23도로 개선되었다. 그 다음 보조기를 착용한지 1년 후에는 보조기 착용상의 검사결과 상부 19도, 하부 0도로 개선되었다. 치료가 끝난 후, 지금은 보조기 없이 상부 35도, 하부 31도이다. 나는 수술 또한 피할 수 있게 되었다.

측만증 보고서 5

S.H. [19세]

2007년 어느 날 오후, 나는 신체검사를 위해 가정 주치의를 찾았다. 내 등이 바르지 않다는 것은 이미 어느 정도는 알고 있었지만 그 당시에는 심각하게 생각하지 않았다. 나의 가정 주치의도 내 등이 약간 굽은 것을 발견하고, 내가 심각한 문제가 없을 것이라는 것을 단지 확인하기 위해 정형외과 의사를 추천했다. 나는 복잡한 감정으로 정형외과에 갔고, 20도의 척추측만증 진단을 받았다. 측만증에 대해서 들어 본 적이 없는 터라 나에게는 충격적인 사실이었다. 내 등이 정확히 무엇이 잘못된 것일까? 얼마나 나쁜 걸까? 그 의사는 나에게 일주일에 한 번 물리 치료를 처방했다.

얼마의 시간이 지난 후, 나는 물리 치료의 효과를 알아보기 위해 그 의사에게 갔으나, 10도 더 나빠졌으며 만곡의 진행을 막기 위해 일련의 치료나 보조기가 필요하다고 진단 받았다. 그는 내게 측만증 전문가인 한 의사를 추천했다. 나는 울면서 그 정형외과를 나왔다. 내 삶 전체가 파괴되고 무서운 병을 가졌다는 생각에 두려움과 걱정이 가득했다. 나는 측만증 전문가인 의사를 만나러 갔고, 비록 그가 나에게 일련의 치료와 보조기를 처방했지만, 그와 상담 후 내 기분은 훨씬 나아졌다. 그는 나에게 여러 조언과, 두려움을 진정시켜 주었으며, 나에게 용기를 주었다. 측만증은 아주 심각한 질병이 아니며 내가 생각하는 것보다 더 많은 사람들이 그 정도의 만곡을 가지고 있다는 것을 설명해 주는 놀라운 방법을 갖고 있었다. 그의 감정 이입적 태도는 나에게 신뢰를 갖게 해주었다. 나는 그의 말에 곧바로 안심이 되었고, 그가 나의 걱정과 불안을 이해한다는 것을 느꼈다.

나는 그 해에 체뉴 경량 보조기라고 하는 보조기를 받았다. 보조기 제작자들은 아주 친절했고 이해심이 많았다. 그들은 내가 그 보조기를 괴물이 아닌 도움을 주는 것으로 여기라고 설득했으며, 덕분에 나는 아무 문제없이 하루에 20시간 착용하며 나의 새로운 일상 동료와 곧 친구가 되었다. 첫날에만 통증을 느꼈을 뿐 그 다음날부터는 괜찮았다. 나는 보조기에 아주 빠르게 적응했고 밤에도 별 문제 없었다. 솔직히 그 반대로 보조기 없이 밤에 잠을 자는 것에 오히려 불편함을 느꼈다. 내 주위사람들과도 아무런 문제가 없었다. 나는 곧바로 다른 사람들에게 보조기를 터놓고 보여주었고, 그 후부터는 다른 사람의 안경과 같이 보조기는 나의 일부가 되었다. 최악 상황은 더위였다. 가끔 내 윗몸이 땀에 젖었을 때 보조기를 풀어 던져버리곤 했다. 그러나 나는 항상 그것을 참고 이성적으로 행동하려 노력했다. 이것은 나를 위해 하는 것이고, 내가 지속적으로 하지 않아 나중에 후회하고 싶지 않다고 항상 나를 다독였다. 이러한 낙관적인 태도는 내가 좋은 건강을 성공적으로 회복하는데 정말로 중요했다. 그리고, 내가 그렇게 계속 낙관적일 수 있었던 것은 내 가족의 지원 덕분이었다.

그 해(2008년) 여름, 나는 5주 과정의 치료를 받으러 갔다. 그 곳에서 배운 schroth 운동과 동기부여를 해주는 치료사, 다른 모든 환자들이 나와 내 등을 훨씬 좋아지게 만들었다. 나는 그곳에서 3년 후인 지금도 나의 친한 친구이며 어느 누구보다 내 측만증을 잘 이해해준 한 소녀를 알게 되었다. 나는 정말 크고 아주 무거운 보조기를 가진 다른 소녀들도 만났다. 이런 보조기들이 체뉴 경량 보조기 보다 조금 더 효과적인 것은 사실이었지만, 내가 관찰한 결과 이 보조기 중 많은 것들이 등에 아주 큰 통증을 준다는 이유로 대부분 방에 놓여만 있는다. 반면 나는 처방된 대로 하루 20시간 착용할 수 있고, 그래서 더 큰 효과를 얻었기 때문에 내가 가벼운 디자인의 보조기를 갖고 있다는 것에 대해 만족했다.

그 치료 후, 나는 집에서 매일 운동했고 일주일에 한번 치료사가 도와주었다. 어느 날 검사를 하는 동안, 의사는 보조기와 치료센터에서의 치료 모두, 내 측만증을 호전시키는데 상당한 기여를 했다고 확인시켜 주었다. 검사를 하나 더 한 후, 나는 성장이 끝났으며, 천천히 보조기를 풀어도 된다는 것을 확인했다.

이제 나는 모든 것을 극복했고 긴 시간동안 놀랍도록 잘 관리한 내가 정말로 자랑스럽다. 그 척추측만증은 나를 정신적으로 대단히 강하게 만들어 주었고 나를 더 자신감 있게 만들어 주었다.

마지막으로 의사, 보조기 제작자들, 나의 가족 그리고 당연히 나의 보조기 (내가 기념으로 내 방에 걸어 놓은)에 감사의 마음을 전하고 싶다.

그리고 나는 내 의사의 조언을 모든 환자들에게 꼭 전하고 싶다. "측만증 때문에 자신을 미치게끔 만들지 말고 그 대신 삶을 즐긴다면, 나쁜 것도 그 반 밖에는 되지 않을 것이다!"

측만증 보고서 6

S.B. [15세, 뉴질랜드]

그것은 아직도 내 머릿속 기억에 깊숙이 새겨져 있다. Dr. Weiss를 처음 만난 것은 2008년 12월이었다. 이 날은 쉽게 잊혀지지 않는 매우 중요한 날이며, 내 인생을 바꾸어 놓았다.

나는 빠르게 진행되는 약 35도의 측만증을 가지고 있었고, 12살 소녀일 때 Dr. Weiss를 만났다. 그는 23시간의 보조기 착용은 만곡의 진행을 막을 수 있고, 어느 정도 교정할 수 있다며 걱정하지 말라고 했다. 그 얘기를 들은 나는 큰 행복감, 불확실성 그리고 두려움의 바다에 빠졌다. '이 대안책이 정말로 효과가 있을까?', '이 남자는 그가 무엇을 하고 있는지 알고 있을까?', '몇 년 동안 매일 23시간을 보조기를 차면 내 인생이 달라질 수 있을까?' 치료 초기에 내가 가졌던 질문에 대한 답은 '그렇다'였다. 이러한 감정의 파도는 공허하고 무의미한 눈물을 흘리게 만들었다. Dr. Weiss는 이러한 반응을 여러 번 보았고 그런 나를 보며 이렇게 말해주었던 것으로 기억한다. "내 말을 새겨들으렴, 얘야. 네가 더 성숙해지만 그 눈물은 기쁨의 눈물이 될거야." 그의 말이 맞았다. 2년 반이 지난 지금 나는 이 글을 쓰고 있다. 나는 그 기쁨의 눈물을 경험했다. 하지만 내가 어떻게 이런 보람 있는 결과를 만들었을까?

내가 환자 방에서 나온 순간, 끝을 알 수 없는 길을 따라가는 여행에 홀로 서 있다는 것을 알았다. 나는 시작이 어디며 희망적인 마지막 목적지가 어딘지 알고 있었다. 나는 그것이 얼마나 오래 걸릴지, 어떻게 내 인생에 영향을 미칠지 몰랐다. 나 또한 친구들, 가족, 전문가들의 많은 도움과 지원이 있었지만, 결국에는 자신과 자신이 하는 결정에 달려 있다. 나는 거짓말은 하지 않을 것이다. 이 길에는 여러 번의 충돌이 있었고 그것은 더 즐거운 면도 있었다. 나는 이 길을 걸었으며 차례차례 그 과정을 거쳤다. 시작할 때부터, 내가 측만증을 어떻게 대처하는 지에 따라 나의 여행이 다르게 끝날 수 있다는 것을 알고 있었다. 나는 그것이 저절로 오지 않는다는 것을 알았기 때문에, 최고의 결과를 얻기 위해, 내가 능력이 되는 한 모든 것을 해야 했다.

이것은 측만증을 갖고 살아가는 나의 이야기이다. 내 이름은 Sanne이고, 나는 야외를 좋아하고 서핑, 친구들과 돌아 다니기, 그리고 테니스를 좋아하는 평범한 뉴질랜드 소녀이다. 나의 삶은 항상 좋았다. 하지만 내가 12살이었을 때, 하나의 15도 만곡을 가지고 있었는데, 그것은 단 6개월 만에 상부 20도, 하부 25도의 이중 만곡으로 진행되었다. 그 이후 나는 3개월 동안 1주일에 4번 집중 운동을 시작했다. 그러나 12살의 9개월이 되었을 때, 나의 만곡은 하부 30도 상부 35도로 증가했다. 그 집중 운동 프로그램은 확실히 소용이 없었고, 수술 외에는 선택의 여지가 없었다. 그때 나의 어머니는 인터넷에서 나를 도와줄 독일에 있는 Dr. Weiss를 발견했다. 뉴질랜드의 전문가들은, 측만증 교정을 위한 보조기와 운동 치료에 대해 믿지 않았기 때문에 우리가 독일에 가는 것을 반대했다. 그러나 어머니의 완고함 덕분에, 우리는 그날 독일행 비행기를 탔다. 내가 12살 10개월이 된 크리스마스에 우리는 독일에 갔다. Dr. Weiss를 만났고, 그는 내가 완전히 자랄 때까지 체뉴 경량 보조기를 입어야한다고 말했다. 그 당시에 나는 하늘이 무너지는 줄 알았다. 하지만 대부분의 것들과 마찬가지로, 보조기는 보기만큼 그렇게 나쁘지 않았다. 한 달 후, 나는 내게 잘 맞는 보조기, 일상운동, 그리고 측만증을 고치려는 새로운 긍정적인 태도를 가지고 집으로 돌아갔다.

집으로 돌아 온 뒤, 보조기 생활에 적응하는데 2주가 걸렸다. 나는 여전히 바닷가에 놀러갔고 여름동안 특별히 달라진 것 없이 일상 생활을 했다. 그리고 드디어 그 자체로 나를 안절부절 못하게 하는 고등학교에서의 첫 날이 다가왔고, 보조기 때문에 내 불안은 두 배가 되었다. 그러나 이번에도 내가 생각한 만큼 나쁘지 않았다. 내 교복은 보조기와 아주 잘 맞았고 다른 사람들이 보조기를 알아보지 못했다. 정말로 솔직히 말하면, 내가 보조기를 착용한다는 것이 다른 아이들과 나를 다르게 만든다고 생각해서 남의 시선을 많이 의식했다. 나는 많은 십대들이 학교 안 · 밖에서 보조기를 자랑하고 다닌다는 이야기를 들었다. 나는 그 사람들을 절대적으로 존경하며 나도 그렇게 할 수 있는 용기를 가졌으면 했다.

하지만, 나는 보조기를 감췄다. 보조기에 대해 나는 아주 의식을 많이 했던 터라 그것을 비밀로 해주는 제일 가까운 친구들 3명에게만 말했다. 체육선생님이 학교에서 이 사실을 아는 유일한 사람이었다. 그 누구도 1년 반 동안 내가 보조기를 입는다는 사실을 눈치 채지 못했다. 나는 아직도 사람들이 어떻게 그것을 눈치 채지 못했는지 궁금하다. 아마도 아무도 보조기에 대해 전에 들은 적이 없어서 그것을 예상치 못했거나, 그들 자신의 생활에 더 관심을 가져서 일수도 있고, 혹은 내가 나 스스로 보조기에 대해 실제보다 너무 과장해서 생각했었을 수도 있다. 대부분의 십대들이 외모에 대한 강박관념을 가지고 있지만, 그것이 내가 보조기를 숨긴 이유는 아니다. 나의 가장 큰 두려움은 마치 내가 장애가 있는 것처럼 사람들이 나를 다르게 대하는 것이었다. 이제, 내 경험으로, 그런 일이 없을 것이란 것을 알지만, 측만증에 대해 편하게 느낄 경우에만 다른 사람들에게 그것을 말하는게 최선이라고 나는 믿는다. 명심하라, 아무도 완벽하지 않고 모든 사람들은 차이점이 있다는 것을. 물론 나는 보조기를 착용하면서 내 일상 생활에서 몇 가지 수정이 필요했지만, 그것들은 아주 일부분에 불과했다. 호수에 물 한 방울이 떨어지면 파문은 일어나지만 호수에 변화가 없는 것 처럼. 그렇게 6개월 동안 하루 23시간 보조기를 착용한 후 나는 보조기를 조절하기 위해 다시 독일에 한 번 다녀왔고, 그리고 1년 후 나이 14살 반일 때 다시 독일에 갔다. 이때부터 나는 6개월 동안 보조기 착용 시간을 점점 줄여 나가기 시작했다. 6개월이 지난 여름까지(2010년 말) 밤에만 보조기를 찰만큼 시간을 줄였다. 2011년 7월 나는 Dr. Weiss를 마지막으로 보았다. 그는 내가 완전히 자랐기 때문에 더 이상 밤에도 보조기를 착용할 필요가 없다고 말했다. 내 척추는 하부 15도 상부 20도로 돌아왔다.

얼마나 아름다운 결말인가. Dr. Weiss는 진실을 말하는 사람이다. 이 순간이 기쁨의 눈물을 흘린 순간이었다. 나에게 그것은 매우 힘든 작별이었다. 나는 Dr. Weiss와 보조기 제작자 Mr. Werkmann에게 뿐만 아니라 나의 인생을 크게 향상시켜 준 보조기에게도 작별인사를 했다. 나는 아직도 보조기를 떠나보내는 것이 마치 내 자신의 일부를 남겨두고 떠나는 것처럼 왜 그렇게 힘든지 모르겠다. 이 보조기를 착용하는 것은 내가 그동안 했던 결정 중 최고의 결정이었고, 그것은 기대했던 것보다 더 훌륭했다. 이제 나는 통증 없이 비교적 똑바른 척추를 가지고 있다. 그리고 나는 그 모든 것은 Dr. Weiss덕분이다. 많은 인생들을 바꿔주고 돈이 아닌 그의 마음으로부터 고쳐준 한 사람. 그래서 나의 여행은 여기 독일의 작은 마을에서 마쳤다고 생각한다. 집에서 18,000킬로미터 이상 떨어진. 나의 마지막 목적지에 도달했다.

많은 사랑과 함께, 뉴질랜드의 Sanne으로부터

측만증 보고서 7

B.B. [15세]

그 모든 것은 2003년 4월 어느 화창한 봄날 시작되었다.

나는 매일 저녁 등에 느꼈던 통증 때문에 가정주치의를 찾아갔다. 내 마음속에서는 그저 등에 너무 많은 압박이 있어서 그런 것일 뿐 아무것도 아닐 것이라 확신했다. 의사는 정면 굴곡 테스트를 했고, 아주 분명하게 내가 척추측만증이 있다고 진단했다. 나는 척추측만증이 무엇인지 몰랐다. 가정주치의는 정형외과에 긴급예약을 잡아주었다. 그 때까지도 나는 척추측만증이 정확히 무엇인지 몰랐지만, 아니길 바랄 뿐이었다. 나는 다시 정면 굴곡 테스트를 받았고, 정확한 진단을 위해 X-ray를 찍었다. 하지만 진단은 같았다. 나는 X-ray를 통해 척추측만증이 무엇인지 알 수 있었다. 그러나 아무도 자세히 설명해주지는 않았다. 그리고 물리 치료 처방이 내려졌다. 나는 진단을 받아들일 수 없어 예전에 나를 치료해준 적이 있는 다른 정형외과의사를 찾아가서 진료를 받았으나 똑같은 진단을 내렸다. 이 때 척추측만증이 정확히 무엇인지 처음알게 되었다.

내 가정주치의는 첫 검사 때 나에게 보조기를 착용해야할지도 모른다고 말했다. 나는 운이 좋기를 바랐지만, 역시 한 번의 기회도 없이 보조기와 schroth라는 운동치료를 처방받았다. 아직까지도 그 순간에 내 마음이 어떠했는지를 설명하기는 힘들다.

나는 남은 학교생활 동안 체육시간에 참여하지 못했다. 어떤 척추측만증 환자들에게는 운동이 대단한 것이었지만, 나에게는 일상이었다. 가끔은 남과 다르지 않게 친구들과 마음껏 뛰어노는 것이 그리웠다. 나의 강력한 저항에도 불구하고 나는 일주일에 두 번 물리 치료를 받으러 갔다. 내가 걱정하는 한 내 등은 곧았기 때문에, 나는 모든 사람들이 나를 걱정했던 것을 도저히 이해하지 못했다. 그러나 그 해 여름이 끝날 무렵, 나는 그들이 옳았다는 것을 깨달았다. 거울에 비친 내 모습을 보았을 때, 내가 항상 생각했었던 만큼 등이 곧바르지 않다는 것을 알았다. 물리 치료사들이, 이러한 결과를 내가 받아들이도록 하는 것은 분명히 간단한 일이 아니었다.

가을이 오고 물리 치료가 또한 끝나갈 무렵, 측만증에 대한 생각은 그냥 사라져버렸다. 나는 보조기를 만들기로 예약한 날이 오기 전까지 측만증에 대해 거의 생각하지 않았다. 나는, 어머니에게는 몹시 기다려지고 나에게는 몹시 혐오스러웠던 약속을 위해 갔다. 나는 내게 무슨 일이 일어날지 몰라서 두려웠다. 곧 의료진들이 나에게 절차에 대해서 설명해주었고, 나는 흰 셔츠를 입고 석고에 갇혀야만 했다. 석고가 점점 뜨거워지고 단단해질 때, 나는 거의 패닉 상태였다. 3시간 후, 어머니와 나는 집으로 돌아왔다.

드디어 겨울이 왔고, 크리스마스가 얼마 남지 않은 날이었다. 의료품 가게로부터 보조기가 완성되었다는 소식을 들었다. 어떻게 생겼을까? 하지만 보조기를 처음 본 순간 나는 거의 울 뻔했고, 말문이 막혔다. 몇 개의 세부적인 것이 조정된 후에야 나는 집에 돌아 올 수 있었다. 힘겹게 집에 돌아왔고 그것을 구석에다가 내려놓았다. 나는 보조기를 입기위해 필사적으로 싸웠다. 그런 보조기가 싫었고 괴물로 생각했다. 보조기가 꼭 죄었기 때문에 나는 거의 움직일 수 없었고 그렇게 제약받고 싶지 않았다. 다른 사람들처럼 되고 싶었다.

내가 다른 사람들과는 다르다는 사실을 받아들이기까지 오랜 시간이 걸렸다. 내가 원하는 대로 자유롭게 움직일 수 없었다. 그런 이유로 처음에는 보조기를 절대 입지 않았다. 하지만 언제인가, 내가 스스로에게 이것은 그 누구도 아닌 나 자신과 내 인생을 위해 하고 있다고 말을 했던 날이 있었다. 그럼에도 불구하고 처음에는 보조기를 견디기가 어려웠다. 고통스러웠고, 어떤 일상적인 것들을 해내기 위해 내 동작들을 적응시키는 방법을 배워야만 했다. 이제 일 년이 넘는 시간이 흘렀다. 나는 측만증과 싸우고 있었고, 책을 읽으면서 다른 사람들과 접촉하려고 했다. 그것은 정말 힘들었지만 앞으로 내 앞에는 더 어려운 순간들이 있을 것이다. 이 모든 것들이 내 인생을 다르게 만들었다. 나는 측만증을 진단받은 날과 많은 것이 바뀔 것이라는 것을 내가 스스로 깨달은 날을 자주 회상하곤 한다.

마지막으로, 나는 고통받는 모든 사람들에게 몇 가지 말을 전하고 싶다. 어떤 사람에게는 척추측만증을 극복하는 것이 아무것도 아닐 수 있지만, 또 다른 사람에게는 어려운 일일 수 있다. 나는 두 번째 부류에 속한다고 생각한다. 하지만 나는 모든 사람들에게 전하고 싶다. 아무리 당신이 넘어졌다가 다시 일어나는 것이 힘들더라도, 생을 포기하지 마라! 나 역시 이런 좋은 말들을 받아들이는 것이 얼마나 힘든지 안다. 종종, 나를 조롱하고 괴롭히던 애들을 하루 동안이라도 보조기에 갇혀서 갑자기 자유롭게 움직일 수 없는 것이 얼마나 힘든 것인지를 그들의 몸으로 느끼게 해주고 싶었다. 스스로에게 말할 수 있는 강점을 계속 찾는 것이 결코 쉬운 일은 아니다. 이것은 다른 누구를 위해서도 아닌 당신 자신을 위해서 하고 있는 것이다.

또한 어떤 사람들은 내가 스스로에게 했던 질문을 똑같이 할 것이라고 생각한다. '많은 사람들 중에서 왜 하필이면 나지?' 하지만 언젠가 우리의 모든 희생과 제약들이 가치가 있는 그 날이 올 것이고 또한 우리가 다시 자유롭게 움직일 수 있을 것이라고 나는 믿는다. 나와 같은 사람들은 측만증에 의해 계속 영향을 받을 것이고, 우리의 남은 삶 동안 우리가 겪은 일을 결코 잊지 못할 것이다. 그럼에도 불구하고, 지금 이 순간도 언젠가는 과거가 될 것이라고 생각한다. 이 세상에는 측만증 때문에 고통받는 이들이 너무 많고, 이 운명이 우리 모두를 서로 연결시켜준다.

모든 일이 잘 되길 바란다! B.B.로부터

측만증 보고서 8

S.T.[15세]

'내 bracey와 나'

어머니가 나의 휘어진 척추를 발견한 것은 내가 11살 때였다. 어머니도 측만증을 가지고 있었기 때문에 쉽게 알 수 있었다. 어머니는 15살 일 때 척추측만증을 발견했고 그 때부터 처방된 체조운동을 지금까지 하고 있다. 운동을 하지 않으면 통증을 느끼기 때문이다. 내가 정형외과에 처음 갔을 때 의사는 내가 성장하는 동안 척추가 다시 펴질지도 모른다고 했다. 그 당시에는 척추측만증에 대해 중요하게 생각하지 않았다.

내가 다시 그를 방문했을 때, 그는 나에게 수술을 권했다. 그래서 우리는 다른 의사의 의견을 들어보기 위해 다른 정형외과를 찾았다. 나중에 알게 됐지만, 그것은 현명한 선택이었다. 수술에 관해서는 더 이상의 얘기가 없었다. 나는 다시 관찰 상태로 있었고, 매주 계속 체조운동을 했다. 이 때 나는 13살, 중학교 8학년이었다. 2003년 초, 나에게 무슨일이 닥칠지도 모르는 채, 다시 한 번 정형외과의 대기실에 앉아 있었다. 의사가 내 X-ray 상의 각도를 재고 내 등을 진찰하고서는 보조기를 착용해야 한다고 했다. 나는 21도였고, 성장이 거의 끝난 상태였다. 내 인생에서 가장 큰 충격이었다. 나는 그것을 단순히 믿을 수는 없었고, 믿고 싶지도 않았다.

솔직히 말해, 겁이 났다. 그러나 이제는 선택의 여지가 없었다. 만약 내가 약간의 생각을 한 후 계속 반대했더라면, 나는 치료 센터에 갔을 것이다. 그 후 나는 아무런 생각도 하지 않았다. 나는 그날 거의 말도 안하고 울기만 했다. 내 자유로운 삶의 끝이라고 생각했기 때문이다. 도대체 보조기를 입고 무엇을 할 수 있을까? 매일 23시간, 모두 악몽 같았다. 서서히 가족들과 친구들이 내가 보조기를 착용한다는 것을 알게되었다. 모든 사람들은 내가 헤쳐나갈 수 있고, 그들은 항상 나를 위해 그곳에 있을 것이라고 나를 위로해주었다. 나는 내가 이겨낼 수 있을 것이라고 생각하지 않았지만, 나는 해내야만 했다.

드디어 그 순간이 가까이 왔다. 석고모형을 뜬 뒤, 보조기가 만들어졌다. 2003년 4월 14일, 내 보조기는 병원에서 맞춰질 예정이었다. 그 날은 어머니의 34번째 생일이고, 내 할머니의 생일이기도 했다. 그 전날 밤 모든 사람들이 나에게 전화 또는 문자를 주었다. 나는 겁에 질려있는 한편 내 보조기와 내가 들어갈 병실에 있던 다른 여자아이가 궁금했다. '저 여자아이는 좋은 아이일까?' 나에게는 자유로운 시간이 몇 시간 밖에 남지 않았다. 도착했을 때, 나는 우선 서류를 작성하기 위해 여러 의사들을 만났다. 그 병원은 꽤 괜찮았고, 내 병실에서는 숲의 풍경을 볼 수 있어서 좋았다. 나는 어머니에게 작별인사를 했지만, 다행이도 고통받는 내 동료가 이미 와 있었다. 그녀의 이름은 Katja였고 15살이었다. Katja는 아주 친절했고 우리는 같이 저녁을 먹으러 갔다. 우리는 방을 같이 쓸 뿐만 아니라 시련과 고통도 함께 나눴다. 나는 지금 보조기를 착용중인데, 처음에는 제대로 걷거나 앉지도 못할 만큼 모든게 매우 달랐으며 또한 매우 고통스러웠다. 마치 우리에 갇힌 것 같았다. 우리에게는 앉을 수 있는 공이 주어졌다. 보조기 착용 첫날 밤, 제대로 눕지도 못했다. 모든 것이 아팠고, 결국 보조기를 벗어내고 잠이 들었다. 그 주는 꽤 빨리 지나갔다. 비록 내가 항상 잘 하지는 못했지만, 나는 점차 보조기를 입고 생활하는 것에 익숙해져갔다. 나는 내 보조기를 'bracey'라고 부르기 시작했고, 그것은 내가 생각하기에 좋은 징조였다.

집에 돌아왔을 때, 모든 사람들이 자연히 내 보조기에 대해 궁금해 했고 보조기를 본 순간 예상대로 충격을 받았다. 하지만 그들은 내 옆에서 그들이 할 수 있는 만큼 나를 도왔다. 천천히 통증은 가라앉았지만, 자신감도 같이 떨어졌다. 모든 옷들은 더 이상 나에게 맞지 않아서 다른 옷들을 입어야 했다. 나는 항상 다른 사람들이 보조기를 볼 수 있다는 생각이 머릿속을 떠나지 않았고, 절대 누구에게도 알리고 싶지 않았다. 교실에서는 내가 앞으로 나가자 모든 학생들이 나를 쳐다봤다. 하지만 그들은 단지 호기심이 많았고, 나를 비웃거나 놀리지도 않았다. 오히려 내가 이 모든 것을 매우 잘 다룬다고 칭찬했다. 그러나 그들이 진정 모르는 것은 내 마음 속에서 일어나고 있는 것이었다. 학교에서 나는 조용히 있었으며, 어떤 친구도 만들지 않겠다고 내 자신에게 맹새했다. 왜냐하면 그 누구도 이해하지 못할 것이라고 생각했기 때문이다. 하지만 나는 친구를 만들었고, 그것은 내가 단언컨데 나에게 큰 도움이 되었다. 물론 때때로 포기하고 싶기도 했지만, 이겨내야 한다는 것과 내가 할 수 있다는 것을 알고 있었다.

여름은 최악이었다. 너무 더웠고, 다른 여자 아이들은 비키니를 입고 돌아다녔기 때문이다. 나는 의사에게 갈 때마다 내 척추가 다시 곧게 펴져서 보조기를 더 이상 하지 않아도 된다는 말을 듣기를 기대했다. 하지만 변하는 것은 없었고, 겨울이 왔다. 모든 사람들은 다시 두꺼운 옷을 입고 있었다.

2004년 9월 2일. 내가 점차적으로 보조기 착용시간을 줄이기 시작할 수 있는 날이었다. 나는 그 날을 손꼽아 기다리고 있었다. 나의 가장 큰 소원은 15번째 생일을 보조기 없이 보내는 것이었기 때문이다. 하지만 그것은 희망사항에 불과했다.

내가 이 힘든 시간을 견뎌 낸 것에 대해 나 자신이 매우 자랑스럽다고 말하고 싶다. 확신하건데 나뿐만 아니라 부모님, 그리고 다른 가족들에게도 힘든 시간이었기 때문이다. 항상 내 곁에 있어주고 나를 지지해준 가족들과 친구들에게 고맙다. 그들이 없었다면 해내지 못했을 것이다. 덕분에 나는 진정한 친구가 무엇이며, 힘들 때 나를 위해서 내 곁에 있어준 그들을 알게 되었다. 나를 위한 새로운 삶이 곧 시작된다. 예전의 나는 딱딱한 플라스틱이 아닌 나의 등이나 배를 침대에 대고 대고 자는 것, 특히 다시 나에게 맞는 옷을 입는 것이 얼마나 감사한 것인지 몰랐었다. 나는 내 보조기를 악마로만 보고 나를 도와주지 않는 것처럼 여겼었지만 지금은 아니라는 것을 알게 되었고 그러한 사실에 감사하게 생각한다. 나는 보조기를 통해 느낀 감사함을 늘 생각하며 절대 잊지 않을 것이다.

측만증 보고서 9

U.M. [58세]

35년 전 나는 척추측만증으로 진단을 받았고, 그 이후 줄곧 비수술적인 치료를 받아왔다. 현재 내 상태는 지금까지 진행되어 오른쪽으로 굽어진 요추의 만곡 각도가 50도인 측만증과 함께 만성 통증을 앓고 있다. 추가적으로 최근 2년 사이에 척추 후만증도 생겼다. 2006년 2월 1일부터 2월 22일까지의 마지막 치료는 아무런 개선으로 이어지질 못했다. 내가 생각했던 특수한 측만증 클리닉에 가지 못했던 것이 아쉬웠다, 왜냐하면 오직 그곳에서만 측만증 환자들을 위한 특수 운동들이 진행되기 때문이다. 이것은 일반 클리닉에서 한 치료사가 이런 말을 할 때 확인 되었다. "우리는 이렇게 큰 만곡을 가진 환자는 거의 본 적이 없어요"

한 지인의 추천으로 나는 Dr, Weiss와 상담을 했고, 그는 세밀한 검사 후 나의 건강보험으로 지불되는 'physiologic 보조기'를 처방해주었다.

현재 6개월 동안 매일 15시간씩 꾸준히 보조기를 착용한 후, 통증이 완화되었다.

의사가 말했던 대로 나는 통증완화 효과와 이동성을 보조기 없이도 계속 얻을 수 있을 것이라 기대하면서 보조기를 한 달간 착용하지 않았다. 하지만 두 달 뒤 나는 다시 통증과 불안정성을 느껴 다시 보조기를 항상 착용하고 있다. 그러나 이런 치료 방법으로 내 삶의 질을 어느 정도 회복시켜 주었기 때문에 감사히 생각한다.

나는 다시 2시간의 하이킹을 할 수 있게 되었고 저녁 사교 모임에도 참여할 수 있게 되었는데, 이러한 것들은 보조기가 없었다면 정말 불가능했을 것이다. 그렇지만 하루에 적어도 한번은 휴식 시간을 가지면서 수영과 schroth 운동 같은 스포츠 활동을 함으로써 다시 찾은 이동성을 유지하게 위해 내 몸을 계속 강화해야한다.

내 바램은, 나의 경험에 관한 이 글 덕분에 나와 같은 상태의 더 많은 환자들이 그들의 건강보험으로 'physiologic 보조기' 비용이 지불되어 부담 없이 치료받는 것이다.

측만증 보고서 10

K.A.[16세]

나는 12살에 척추측만증을 진단 받았다. 그 때 나의 주 만곡은 12도 밖에 되지 않았었다. 나는 13살까지 물리 치료만 처방을 받았다. 하지만 내 측만증은 20도 더 나빠졌다. 그 이후 나에게 보조기가 처방되었다. 나는 하루에 23시간씩 규칙적으로 착용했다. 그럼에도 불구하고 내 척추는 15도 더 나빠졌다. 그 때부터 나는 보조기를 아주 가끔씩만 착용하고 처음만큼 집중적으로 물리 치료를 하지 않았다. 나의 모든 노력들이 헛수고였기 때문에 나는 내 척추를 관리하는데 모든 흥미를 잃었다.

내가 15살 때는 오랫동안 걷거나 서 있으면 통증이 왔고, 그래서 어디서 수술을 받을 수 있는지 주치의에게 물어보았다. 얼마 지나지 않아, 나는 병원에서 검사를 받았고, 나의 주 만곡은 60도였다. 그리고 난 후 1997년 12월 입원했다.

수술하기 전에, 나는 수술 후 제대로 일어나고 눕는 법을 배웠다. 그 외에, 일반적인 준비사항과 검사가 시행되었다.

12월 16일은 중요한 날이었다. 의사가 수술과 수술 후에 어떻게 될지를 자세히 설명해 준 덕분에, 나는 별로 불안해하지 않았다. 또한 정형외과의사로부터 30년동안 이 병원의 마비 사고 발생률은 0%라고 들었다.

아홉 개의 척추뼈들이 결합되었고, 각각의 뼈에는 나사들이 두 개씩 삽입되었다. 척추사이의 디스크들은 골반뼈로 채워진 티타늄케이지(cage)로 대체되었다. 마지막으로 나사못으로 한 개의 막대를 고정한다. 이 막대는 척추를 세워주고 척추뼈들이 이전의 상태로 다시 돌아가는 것을 막아준다. 5일간의 집중 치료 후 병실로 돌아 왔을 때, 나는 치료사의 도움으로 일어나서 하루에 두 번 걷는 연습을 해야 했다. 처음에는 단지 앉아있을 수만 있을 뿐, 5분밖에 걸을 수 없었다. 그러나 나는 하루가 다르게 계속 더 좋아지는 것을 느꼈다. 수술 후, 나는 보조기를 착용하지 않았다. 수술한 뒤 4주째에 퇴원했고, 나는 일상생활에 최대한 빨리 적응하기 위해 바로 학교를 다녔다. 학교에 있는 시간을 처음에는 몇시간에서 점차적으로 늘려나갔다. 10개월이 지난 지금, 나는 수술했다는 사실을 잊었다. 나는 움직임이 자유롭고 학교에 다니며, 외출과 운동을 한다. 가끔 8시간 이상 앉아있을 때는 통증이 느껴지지만, 수술 후 1년 차에는 정상적인 것이라고 한다.

나는 수술하기로 결정했거나 아직 생각 중인 사람에게 가능한 빨리 외래 상담을 위해 병원에 가보기를 권한다. 이유는 측만증 환자들의 형태에 따라 수술방식이 특이적으로 적용되기 때문이다. 그러나 모든 사람들이 수술 후의 통증을 견딜 수 있는 것은 아니다. 척추측만증 수술은 편도선 수술처럼 간단한 수술이 아니기 때문이다. 그렇기 때문에 당신은 사전에 의사들, 병원, 그리고 수술의 선택안에 대해 면밀히 알고 있어야 한다. 측만증으로 고통받는 사람으로서, 당신은 훌륭한 물리치료사들, 보조기 제작자 및 의사들에게 많이 의존해야한다.

나는 완전히 만족스럽고 “다시 보조기를 착용하는 것보다 열 번 수술하는 것이 더 좋다. 보조기는 완전히 불필요한 것이었다.”고 말하고 싶다. 이번 여름에 더 이상 나의 돌출 부분을 숨기려고 애쓰지 않고 몸에 달라붙는 티셔츠를 입을 수 있다는 것이 얼마나 기분 좋은지 여러분들에게 이야기 하고 싶다.

나는 수술을 통해 자신감과 삶의 질을 다시 찾았다.

측만증 보고서 11

L.M. [15세]

내가 척추측만증에 대한 문제를 갖게 된 것은 정확하게 5년 전이었다. 나는 그 당시 10살이었고, 처음에는 별로 대수롭지 않게 생각했다. 하지만 거울 앞에서 똑바로 서있지 못하는 내 자신을 보았고, 주위 사람들도 알아보기 시작했다. 주위에서 한 정형외과 의사를 추천했고, 그 의사는 내가 척추측만증이 있다고 설명하며 일주일에 두 번 마사지와 물리 치료를 받으라고 권했다. 다른 사람은 Aachen에 있는 한 병원을 추천했다. 그러나 그곳의 의사는 나를 그다지 격려해주지 않았고, 전적으로 보조기를 차야한다고만 이야기했다. 이러한 사실이 나를 슬픔과 동시에 망연자실하게 만들었다. 그 후, 아직 아이들의 척추측만증을 치료한 경험이 없지만, 치료를 해보고 싶다는 정형외과 의사를 발견했고, 얼마 지나지 않아서 나에게 보조기를 처방했다. 나는 이 보조기를 6개월간 착용했다.

그 때 어머니는 인터넷에서 나를 위한 한 재활병원을 발견했다. 우리는 바로 그곳에 4주간의 치료과정을 신청했다. 나는 매우 다양한 schroth 운동을 하루에 여러 번 했는데, 그 치료는 나에게 상당한 도움이 되었다. 처음에는 schroth 운동을, 특히 특수한 호흡법을 이해하기가 힘들었지만 나는 점점 방법을 터득해냈다. 그 병원에서, 나는 새로운 보조기를 받았다. 이전의 보조기는 잘못된 곳에 압박패드가 있었기 때문이다. 나는 실망의 기운을 감출 수 없었다. 또한 가족들도 아이들의 척추측만증 치료에 경험이 없는 사람에게 보조기를 맞춘 것에 대해 많이 후회했다. 그래도 나는 포기하고 싶지 않았고, schroth 운동 덕분에 치료가 끝나갈 무렵에는 많은 진전이 있었다. 나는 그 다음 해에 다시 치료를 받기로 했다. 나는 다른 운동으로 바꾸며 그 치료과정 동안 배운 것과 같은 운동을 가르쳐주는 한 치료사에게 지금도 가고 있다. 다행이도, 이것은 도움되었고, 가끔 힘들었지만 아주 재미있었다.

나는 3개월마다 검사를 받기위해 그 재활클리닉의 정형외과를 찾아갔다. 2년이 지났고, 나는 보조기에 대해 단 한가지의 불만도 없었다. 우리가 몇 달 뒤에 정기적인 보조기 검사를 하러 갔을 때, 나를 관리해주던 의사(Dr. Weiss)가 더 이상 그 클리닉에 없다는 말을 들었다. 처음에는 우리는 아무런 연락을 받지 못했기 때문에 화가 났다. 하지만 그 의사가 어디서 일하는지 몰랐기 때문에, 할 수 없이 거기서 새 보조기를 맞추었다. 이전 보조기는 너무 작았기 때문이다. 그 이후 보조기 검사 때마다, 나의 측만증이 악화되지 않고, 유지되거나, 좋아지고 있다는 말을 항상 들었다. 나는 전 보다 더 희망적이었고 하루에 많은 시간동안 보조기를 착용했다.

나는 새로운 보조기를 1년 반 동안 착용했다. 그러던 어느 날 나의 이전 의사의 주소가 적힌 편지를 받게 되었다. 몇주 뒤 바로 그곳에 찾아갔고, 일년 반 동안 내 척추가 20도 더 악화되었다는 진단을 받았다. 눈물이 났으며, 말로 표현할 수 없을 정도의 끔찍한 기분이 들었다. 75도의 만곡은 결코 작은 각도가 아니기 때문이다. 그 의사는 이전 병원에서 만든 내 보조기가 올바르지 못하기 때문에 자기 방식으로 새로운 보조기를 만들어주겠다고 했다. 또한 나는 두 명의 치료사에게 갔는데, 그 분들은 나에게 여러 가지 일상 활동을 가르쳐주었고, 학교에서 바른 자세로 앉아있는 법 같은 것을 알려주었다. 이것은 많은 도움이 되었다. 나는 새 보조기를 훨씬 더 잘 착용했고, 1년 동안 학교에서 착용하고 있는 것도 전혀 힘들지 않았다. 대부분 나는 하루

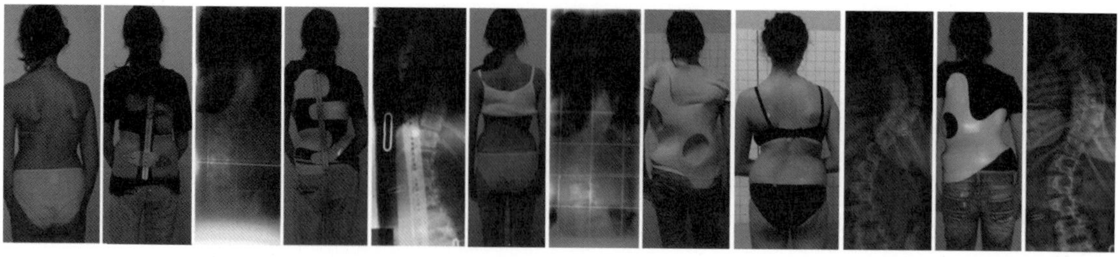

에 최소한 20시간을 지속적으로 착용하고, 적어도 30분 이상 집에 있는 wallbar로 schroth 운동을 하기로 마음먹었다.

나는 새로운 보조기로 하루 빨리 더 많은 성공을 이루었으면 좋겠고, 나와 같은 문제를 가진 모든 사람들이 척추측만증을 치료하는 것에 대해 포기하지 않기를 바란다.

측만증 보고서 12

내 이야기 K.F.(17세)

아홉 살 때 나는 발레, 테니스, 수영에 적극적으로 참여했지만, 나의 어머니는 내 척추가 바르지 않다는 것을 발견했다. 어머니는 나를 소아과에 데려 갔지만 검사 후 의사는 아무런 문제가 없다고 말했다. 일년 후, 어머니는 나를 그 의사에게 다시 데려갔고, X-ray를 찍어보겠다고 했다. X-ray 결과는 분명한 척추 만곡을 보였다. 나는 물리 치료를 받기 시작했지만, 만곡을 더 나쁘게 만들었다. Watsu(치료사와 수중에서 하는 운동), 침술, 접골 요법과 카이로프랙틱도 받았다. 그러나 모든 치료가 소용이 없는 것으로 판명나자, 우리는 SpinCor 보조기로 치료를 시작하기 위해 L.A로 갔다. 그 보조기를 입고서 간신히 1년이 지났지만, 내 척추각도는 두배가 되었다. 콜로라도의 12명의 의사와 상담했지만, 모두들 나에게는 수술 외에는 방법이 없다고 했다. 그러나 우리는 계속 비수술적은 치료들을 찾기 시작했다. 결국 외국에 있는 Dr. Dubin의 클리닉으로 가게 되었다. 나와 어머니는 러시아의 상트페테르부르크로 찾아갔고, 그곳에서 치료를 받으면서 2달을 지냈다. 나의 마지막 치료로 체뉴 보조기를 맞추었지만, 그것은 참기 힘든 고통일 뿐이었다. 나와 어머니는 어디서 제대로 된 보조기를 맞출 수 있는지 물어보았고, Dr. Dubin은 우리에게 Dr. Weiss를 소개시켜주었다. 이 곳은 마치 휴양지 같이 생겼지만 우리에게는 선택의 여지가 없었다. 나는 bad sobernheim에서 Mario와 Peter에게서 내가 실제로 입을 수 있고 만곡을 줄여준 또 다른 체뉴 보조기를 받았다.

매일 22시간 그것을 착용해야 했지만 이전의 보조기들처럼 통증을 유발하지는 않았다. Dr. Weiss와 상담하고 보조기를 조절하기 위해, 그 해에 얼마나 성장했는지에 따라 일년에 2~3번 독일에 갔다. Dr. Weiss 병원에서만 4개의 다른 보조기를 만들었고, 그것들은 다 내 만곡을 줄이는 데 도움이 되었다.

Dr. Weiss는 다른 의사들과는 달리, 항상 아주 솔직했고 허망 된 꿈을 약속하지 않았다. 그는 항상 매우 친절했고 환자로서 내가 원하는 것에 관심을 기울여주었다. Dr. Weiss의 schroth 운동과 보조기 덕분에, 나는 지금 보조기를 착용하지 않고, 수술하지 않아도 된다. 지금 나는 춤과 태권도를 배우고 있다. Dr. Weiss는 내가 안 좋은 보조기를 입거나 수술을 해야 한다는 걱정이 없이 살 수 있도록 도와주었다.

감사합니다.

Kristina

측만증 보고서 13

A.J. Boise, Idaho, US(17)세

나는 Idaho주 Boise에 있는 측만증 전문가의 차가운 방에 앉아 있었던 날을 기억한다. 나는 척추의 각도를 재기위해 X-ray를 찍었다. 나는 방에 들어가서 누군가가 불을 켤 동안 화면 앞에 앉아 있어야 했다. 간호사는 나보고 숨을 마셨다 뱉으라고 했다. 내가 너무 움츠려 들었기 때문이었다.

그리고나서 의사를 기다리기 위해 다른 방으로 갔다. 우리는 의사가 올 때까지 꽤 오랜 시간을 기다렸다. 그는 결과를 설명하기 시작했고, 그가 말해준 사실은 충격적이었다. 그는 내 만곡이 콥 각도 53도라고 했다. 그는 45 콥 각도를 넘으면 미국에서는 수술밖에 답이 없다고 했다. 그는 우리에게 3개의 웹사이트와 측만증 수술을 한 소녀의 증언이 담긴 유투브를 알려주었다. 그는 2달 안에 다시 와서 수술 일정을 잡으라고 했다.

내 어머니는 재빨리 질문하기 시작했다. 다른 선택의 여지는 없나요? 내 딸은 보조기를 착용할 수는 없나요? 아니면 물리치료는? 수술 말고 다른 할 수 있는 방법은 없을까요? 그러나 의사는 전적으로 수술 외에는 다른 선택의 여지가 없다고 말했다. 그는 척추측만증은 회복될 수 없다고 말했다. 끔찍한 사실에 나는 하루 종일 울었다.

척추측만증은 유전 된다. 나의 할머니도 측만증이 있고, 나보다 어린 사촌들도 측만증을 가지고 있지만 나만큼 나쁘지는 않다. 미국에서는, 특히 환자가 아직 성장기에 있고, 만곡이 45도 이상이면 수술밖에는 고칠 방법이 없다고 한다.

등에 막대를 박는 것은 근본적으로 내 등의 유연성을 잃는다는 뜻이고, 즉 어떤 스포츠도 할 수 없다는 뜻이다. 그 당시 나는 발레에 빠져있었고 아주 좋아했었다. 그래서 내가 발레를 그만두어야 한다는 말을 들었을 때, 그 사실을 받아들이기 쉽지 않았다. 이틀간의 매우 힘든 날들이 지난 후, 어머니와 아버지는 내 만곡을 완화시켜 줄 수 있는 다른 방법을 찾아보기 시작했다. 나의 부모님들은 의사들이 내 등에 막대기를 꽂도록 내버려두지 않았다.

어머니는 독일 프랑크푸르트 근처에, 전통적인 방법으로 보조기와 물리치료를 하는 한 의사를 찾았다. 독일에 있는 의사와 상담을 한 후, 내 부모님들은 그 해 겨울, 그를 찾아가기로 결정했다. 부모님들은 미국 동해안 쪽에 있는 한 의사가 그의 딸을 독일의 그 의사에게 데려 갔었고 그 결과에 대해 만족한 것을 알아냈다. 그는 부모님에게 독일에 있는 그 의사가 세계에서 최고이고 우리에게 큰 도움이 될 것이라고 말했다. 우리는 이보다 더 기쁠 수가 없었다!

독일의 첫 방문은 가장 길었다. 우리는 Dr. Weiss와 그의 동료들을 만났다. 우리는 그들이 내 몸에 맞는 보조기를 만들 때까지 그 클리닉에서 일주일 동안 있어야 했다. 보조기가 만들어지기를 기다리는 동안 나는 몇 가지 물리 치료 과정에 참여해야했고, 그들은 내가 매일 해야 할 몇 가지 운동들을 알려주었다. 보조기를 착용할 수 있다는 사실에 흥분했었다는 것을 분명히 기억한다, 그것은 꽤 편했고 내 등은 더 이상 아프지 않았다. 그 이후 우리는 검사를 위해 독일에 4번 갔다. 우리는 독일이 너무 좋았고 모든 사람들이 나에게 친절했다. 우리는 Gensingen에 있는 그 클리닉에 머물렀고 아침식사는 맛있었다.

나는 거의 2년 동안 매일 23시간씩 보조기를 착용해야했다. 나는 춤추는 것 또한 그만둘 필요가 없었다. 왜냐하면 Dr, Weiss는 춤추는 것이 사실상 나에게 좋은 것이라고 말했기 때문이다. 나는 춤을 계속 출 수 있어서 너무 행복했다. 하지만 하루에 대부분의 시간을 보조기를 착용해야 했기 때문에 내 등은 유연성을 많이 잃었고 그것은 내가 춤출 때 문제를 일으켰다. 어떤 선생님들은 내가 보조기를 입는지 몰랐기 때문에 나에게 아주 높은 기대감을 가지기도 했다.

처음에는 보조기를 착용하는 것이 그렇게 나쁘지 않았는데, 여름이 오면서 착용하는 것이 너무 힘들었다. 보조기 아래에 tank top을 입고 보조기 위에 셔츠를 입어야했기 때문에 너무 더웠다. 매일 학교에서, 사람들에게 원하는 아무거나 입을 수 있는 것에 감사해야한다고 말하고 싶었던 것이 기억난다. 나는 항상 내 자신에게 이런 것을 누리기 위해 내가 무엇을 했는지 물었다.

수술을 면하기 위해 가능한 모든 것을 해준 내 부모님에게 감사한다. 또한 내 등을 고치기 위한 Dr. Weiss의 헌신에 매우 감사하고 있다. 그러나 나는 하루에 23시간동안 보조기를 착용해야했고, 댄스 수업은 하루에 3시간이어서, 나는 다른 운동을 할 수 없었다. 이것이 바로 내가 최근 2년 동안 속상한 부분이다. 왜냐하면 어렸을 때부터 줄 곧 스포츠는 항상 내 인생의 중요한 부분이었는데, 그것을 포기해야만 했었기 때문이다. 하지만 좋은 소식은 내 등이 훨씬 좋아지고 있다는 것이다. 내 척추 만곡은 53도에서 약 30도로 좋아졌고, 이것은 내가 더 이상 수술이 필요치 않다는 것을 의미했다. 작년 여름, 내가 Dr. Weiss를 다시 찾았을 때 그는 그가 도울 수 있는 모든 것을 했다고 말했다. 그는 내 등이 변한 것에 기뻐했고, 앞으로는 보조기를 12시간만 착용해도 된다고 말했다.

올해는 내가 발레를 하지 않은 첫해이지만, 테니스를 치기 시작했고 나는 테니스가 너무 좋다.

현재 나는 더 이상 보조기를 착용하지 않아도 되고, 가끔 밤이나 내가 필요하다고 느낄 때만 착용한다. 내 등은 똑바르게 보이고 측만증 계측기로 10도가 나온다. 내가 내 만곡을 줄 일수 있는 것은 아무것도 없다고 들었을 때, 내 만곡은 19도로 시작했다는 사실을 잊지 않았으면 한다.

나와 내 가족에게 무척 힘든 시간이었기 때문에, 그때 일어난 일들에 대해서 아무도 말하지 않는다. 내 몸이 완벽하지 않다는 것을 받아들이는 것이 나에게는 너무 힘들었다. 다른 사람이 보아도 아직도 내 등이 바르지 않다는 것을 알아볼 수 있다.

비록 하루에 23시간의 보조기 착용이 쉽지는 않았지만, 다시 척추측만증이 나타난다면 나는 보조기를 다시 착용할 것이다. 더 많은 소녀들이 수술을 피하기 위해서 겐싱겐 보조기를 선택하기를 소망한다. 내 부모님이 나를 위해 이 모든 것을 했고 내 등을 고치기 위해 여러 가지 선택을 고려해 주셔서 나는 행복하다.

Dr. Weiss와 같은, 환자들을 돌보고 전통적인 비수술 방법으로 내 등을 고쳐준 의사가 있어서 나는 기쁘다. 나는 미국의 다른 의사들도 그런 치료들에 더 개방적이었으면 좋겠다. 왜냐하면 그것들은 효과가 있기 때문이다.

비록 Boise의 그 의사가, 수술 말고는 절대적으로 만곡을 줄일 수 있는 다른 방법은 없다고 말했지만, 그는 틀렸다. 다른 방법이 분명히 있다고 모두에게 말할 수 있고, 나는 그것을 증명할 수 있다.

나는 미국의 척추의사들이 수술만이 측만증을 고치기 위한 유일한 선택은 아니라는 것을 알게 하고, 그래서 환자들이 그들 자신을 위해 무엇이 최선의 것인지를 결정할 수 있기를 소망한다.

Chapter 03

척추측만증-그것은 무엇인가?

Scoliosis-What's That?

척추측만증은, 더 이상 완벽하게 바로잡을 수는 없는 척추의 측면 만곡을 지칭하는 용어이다[*그림 3.1*]. 척추의 이동성은, 보통 척추가 똑바르게 되는 것을 방해하는 것과 관련된 부위에서 줄어든다. 그런 측면 만곡은, 늑골 돌출이나 요추 돌출을 만드는 척추뼈의 뒤틀림과 결합되어 있다.

이러한 종류에 해당되는 뒤틀림이 없는 측만증은 엄격하게 말해 측만증이 아니다.

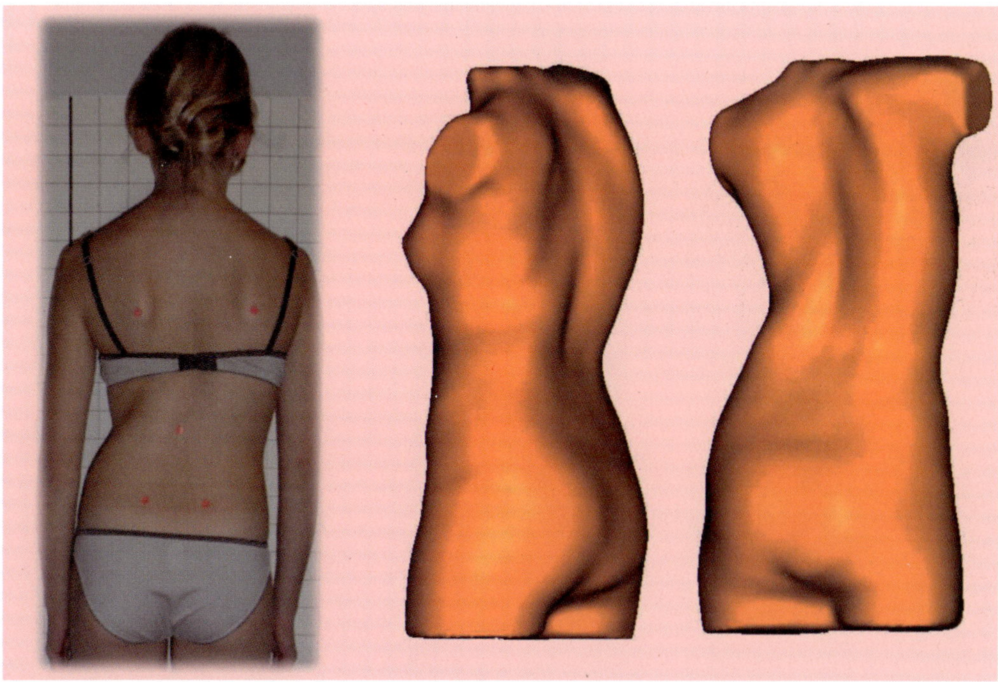

그림 3.1

왼쪽: 급성장기 동안 흉추 부분에 오른쪽 일탈을 가진 14살 여성 환자. 비전문가도 알아 볼 수 있는 오른쪽의 늑골 돌출 형성과 허리의 비대칭. 오른쪽 어깨는 앞으로 나왔고 왼쪽 어깨는 올라가고 뒤로 나왔다. 이러한 기형은 아주 조금 정리 할 수 있기 때문에, 이것은 부분적으로 경직된 측면 척추 만곡으로 설명된 측만증의 정의에 해당한다. 그림의 환자는 콥에 따라 측정된, 흉추 43도의 만곡을 가지고 있다.

오른쪽: 3차원적 기형을 나타내는 만곡 패턴의 측만증 모형의 비스듬한 면.

측만증은 여러 가지 원인이 있다. 척추뼈와 늑골 발달 장애의 유전적 측만증 뿐만 아니라 신경과 근육의 장애, 신진대사 장애로 인한 측만증도 있다.

치료를 요하는 대부분의 측만증의 경우, 원인들이 명확히 정의되지 않는다. 많은 과학자들이, '특발성'(idiopathic, 라틴어: 동시에 일어나는)이라고 불리는 측만증 환자들의 원인을 찾아내려고 노력했음에도 불구하고, 수 십년의 연구에서도 이 문제의 최종적인 결과를 도출하지 못하고 있다.

치료가 필요한 대다수의 측만증 환자들이 특발성 측만증을 갖고 있지만 대부분을 아래의 전제 조건을 두고 서술했다.

특발성 측만증은 뼈대 성장이 이루어지는 단계에서 주로 나타나며, 영아의 측만증은 이와는 관련이 없다.

대략 1살이나 2살 사이에 발생하는 측만증은 유아 특발성 측만증이라고 칭한다. 4살에서 5살 사이에 처음 나타나는 측만증을 아동 특발성 측만증 또는 조기 시작 측만증이라고 부른다. 늦게(10살에서 14살 사이에) 나타나는 측만증은 청소년 특발성 측만증 또는 후기 시작 측만증이라고 부른다.

3.1 치료되지 않은 특발성 측만증의 진행 과정

특발성 측만증이 일찍 나타날수록, 그 후는 더 좋지 못하다. 치료하지 않으면, 후기 시작 청소년 특발성 측만증은 기본적으로 90도를 넘지 않는 경우가 많고 심혈관 기능의 심각한 장애를 거의 배제할 수 있는 반면, 초기 시작 측만증은 120도 이상으로 진행될 확률이 높다.

만곡 형태에는 여러 가지가 있는데, 대략, 흉추 만곡(흉추 측만증), 요추 만곡(요추 측만증), 흉요추 만곡(흉요추 측만증), 그리고 S 형태의 이중 만곡으로 분류될 수 있다. 나이, 월경의 시작 혹은 목소리의 변화, X-ray로 의사가 식별할 수 있는 골성숙의 징조, 만곡 크기, 성별 그리고 만곡의 형태가 만곡의 진행 가능성을 평가할 수 있게 해주는 6가지 주요 요소로 고려된다.

예를 들어, 그림3.1 소녀의 경우, 오른쪽 늑골 돌출을 가진 흉추 만곡은 통계적으로 오른쪽 늑골 돌출을 가진 이중 만곡보다 점점 더 커질 가능성이 많다. 게다가, 만곡 증가의 위험은 성장이 거의 끝난 환자들보다는 어린 환자들에게 더 큰 것으로 추정된다. 더 빠른 척추 성장 단계에서, 쐐기모양의 척추뼈는 비대칭적으로 스트레스와 긴장을 받기 때문에 더욱 쐐기모양으로 변형된다는 것을 염두해 두면, 이것을 꽤 이해할 수 있을 것이다. 더 이상의 성장이 일어나지 않으면, 이 이상의 악화는 이루어지지 않는다.

3.2 치료된 특발성 측만증의 진행 과정

Danielsson과 공동 연구자들은 보조기와 수술을 이용한 측만증 치료에 관한 장기적인 결과물들을 엮어냈다.[1] 이 연구 결과에 의하면, 수술적이든 비수술적이든 치료 후 측만증 환자들은 상당한 이동성의 제약, 일반적으로 더 나쁜 건강상태 그리고 측만증이 없는 사람들보다 약간 더 많은 통증을 겪는다고 보고했다. 그러나 척추측만증과 통증에 관한 부분은 연구에 따라 상반된 결과를 나타낸다. 그러므로 측만증 환자들이 통증이 더 많을 것이라고 예상할 필요는 없다. 또한, 그 저자들이 건강과 관련된 부정적인 영향에 관해 수술적이든 비수술적이든 치료를 받은 측만증 환자들 사이에 어떤 중요한 차이점들을 찾아내지 못했다. 이것은 측만증 환자의 건강 상태의 호전이 꼭 수술과 연결되지 않는다는걸 나타낸다.

Oswestry 장애 설문지에서, 측만증 환자들과 측만증이 없는 그룹 사이에 뚜렷한 차이점들이 있었다. 수술 또는 비수술적으로 치료받은 측만증 환자들은 측만증이 없는 그룹과 비교하여 기능 한정이 있었다.

수술을 받은 환자들뿐만 아니라 비수술 치료를 받은 환자 모두, 사회생활에 부정적인 영향을 갖고 있었다. 특히 수술을 받은 환자들이 스포츠 활동에 상대적으로 참여가 적은 것으로 나타났다. 또한, 이 그룹은 부상에 대한 두려움이 증가했다.

측만증이 없는 그룹보다 치료받은 측만증 환자들의 X-ray에서 닳고 약화된 흔적이 더 많이 보였지만, 수술을 받았거나 보존적인 치료를 받은 환자들과 비슷한 정도이다.[2]

수술을 받았거나 보존적인 치료를 받은 청소년 특발성 측만증 환자들에서의 폐 기능의 차이는 없었다.

청소년 특발성 측만증 사례에서, 환자들은 주로 외모에 관한 불안감이 있었다. 이러한 측만증이 건강에 큰 영향이 없다는 사실에 많은 사람들이 놀라지 않을 수 없었

---

1 Danielsson AJ, Wiklund I, Pehrsson K, Nachemson AL[2001] Health-related quality of life in patients with adolescent idiopathic scoliosis: a matched follow-up at least 20 years after treatment with brace or surgery. Eur Spine J 10:278-288

2 Danielsson AJ, Nachemson AL (2001) Radiologic Findings and Curve Progression 22 Years After Treatment for Adolescent Idiopathic Scoliosis. Spine 26 (5):516–552

다. 또한, 측만증 수술이 환자들의 건강에 좋은 영향을 주지 않기 때문에 건강상의 문제로 수술이 배제될 수 있다는 것을 알고 있다.[3] 심지어 수술 후의 외관적인 개선도 항상 좋은 것은 아니다.[3, 4]

늑골 돌출 수술 후 12개월 안에 전보다 더 나빠지거나 수술의 장기적인 위험들을 예측할 수 없다.[3] 이 때문에 외모를 개선하기 위해서는 보조기를 적절하게 제공하는 저위험 치료가 시도되야 한다. 결국, 외관적 개선은 최신의 보조기 전략으로도 또한 달성될 수 있다.[5] 그러나 이러한 보조기 전략도 수술과 똑같이 장기적으로 안정적인지는 알려지지 않다.[6] 그러므로 더 많은 연구가 진행되어야 한다.

---

3 Hawes M. Impact of spine surgery on signs and symptoms of spinal deformity. Pediatr Rehabil. 2006 Oct-Dec; 9(4):318–39.

4 Weiss HR, Bess S, Wong MS, Patel V, Goodall D, Burger E. Adolescent idiopathic scoliosis - to operate or not? A debate article. Patient Saf Surg. 2008 Sep 30;2(1):25.

5 Weiss HR, Goodal D. Rate of complications is scoliosis surgery - a systematic review of the Pub Med literature. Scoliosis. 2008 Aug 5;3:9.

6 Weiss HR, Moramarco M, Remodeling of trunk and backshape deformities in patients with scoliosis using standardized asymmetric CAD / CAM braces. Hard Tissue 2013 Feb 26;2[2]:14.

무엇을 측정해야 하는가?

What Has to Be Measured?

의사는 척추만곡의 추이를 통제할 수 있는 특정한 측정 과정을 필요로 한다. 지금까지 관찰만 해 왔던 측만증이 치료해야 할 정도로 나빠졌는지 초기 단계에서 평가할 수 있어야 한다. 측만증을 치료해야 할 때, 의사는 물리 치료만으로도 충분한지, 아니면 보조기와 입원 및 재활 치료가 필요한지를 판단할 수 있어야 한다. 보조기로 치료하는 측만증에 대해서는, 보조기를 사용해도 만곡이 증가하고 있는지를 판단해야 한다. 또한, 그 진행 과정을 예측하기 어려우므로 3개월마다 검사를 하는 것이 타당할 것이다. 성장이 느린 단계에서는 더 긴 간격으로 검사하는 것도 무방할 것이다. 주치의는 나중에 비교할 수 있도록 측정하는 절차를 필요로 한다.

그렇다면, 측정하는 데 무엇이 필요할까?

4.1 방사선 촬영

측만증을 진단하기 위하여, 의사들은 X-ray가 필요하다. 가능하다면, 측만증의 상태가 진행되는 과정을 관찰하기 위해 기립 자세의 전척추 X-ray를 찍어야 한다[*그림 4.1*]. X-ray는 측면뿐만 아니라, 정면 또는 후면까지 찍힌 사진이어야 한다. 정면 X-ray는 만곡의 각도를 측정하고 늑골이나 척추에 기형이 있는지 알기 위해 사용될 수 있다. 예를 들어, 특발성 측만증의 진단 혹은 – 척추나 늑골에 기형이 있는 경우에 – 유전적인 측만증의 진단을 확인해 줄 것이다. 측면 X-ray는 평면상의 척추 기형이나 흉추부위의 전만증을 발견하게 해 준다. 특히, 전만증의 경우는 예후를 도출하는 것이 중요하다.

이러한 종류와 크기를 가진 X-ray는 당연히 일정한 양의 방사능 노출을 수반한다. 그러나 이것은 피할 수 없다. 임상 측정 후 악화가 예상되는 때나 X-ray 사진을 이용하여 보조기 치료를 관찰할 때 X-ray는 필수적이다.

그러나 초기 X-ray를 통해 진단이 내려지면, 일반적으로 측면 사진은 더 이상 필

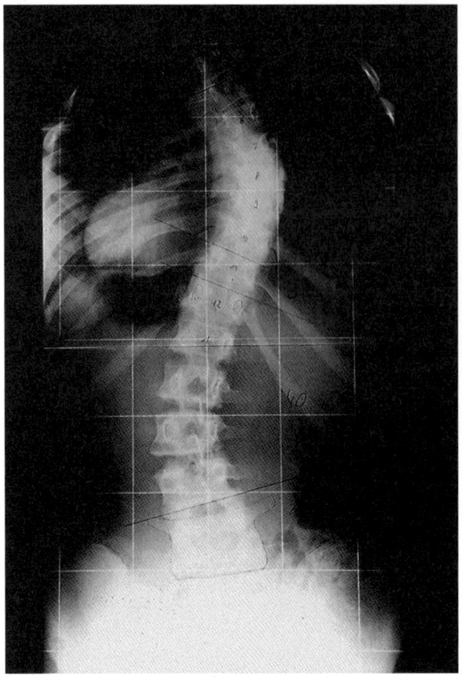

그림 4.1 흉추 48도의 콥 각도와 반대 방향으로 40도의 요추만곡을 가진 환자의 전체 척추사진. 뼈의 성숙이 아직 완전하지 않은 좌측 장골릉부위의 성장과 관련된 틈이 있다.

요치 않다. 척추의 측면 형태는 임상 방법을 사용하는 보존적 치료로 충분히 알아낼 수 있기 때문에, 필자는 치료를 시작할 때도 측면 사진을 자주 주문하지는 않는다.

또한 단순히 만곡 각도를 측정하는 것이라면, 소위 '저 용량' X-ray를 찍음으로써 방사능의 양을 감소시키고, 노출 시간도 줄일 수 있다. 그러나 불행하게도, 이와 같이 방사능의 양을 줄이는 사진은, 과도한 지방을 가지고 있지 않은 환자들에게만 적합하다.

정형외과 의사는 일반적으로 콥 각도에 따라 만곡 각도를 재기 위하여 X-ray를 사용한다[*그림 4.2와 4.3*]. 이 만곡 각도의 변화는 X-ray에서 확인된다. 따라서, 치료 지침은 이 각도의 크기로부터 추론될 수 있다.

4.2 임상적 측정 방법

사용되는 임상적 측정 방법은 다음을 포함한다: 서 있을 때와 앉아 있을 때의 신체 크기, 몸무게, 호흡량, 척추측만증 계측기로 측정하는 것.

만곡값을 바로 비교할 수 있는 임상적 측정 방법들을 이용하는 것은 실용적인 면에서 중요하다. 이 과정에서 가장 간단한 측정 방법은 Bunnel에 따른 측만증 계측기[*그림 4.4*]로 몸통의 비대칭을 측정하는 것이다. 이와 같은 방법은 주로 학교에서

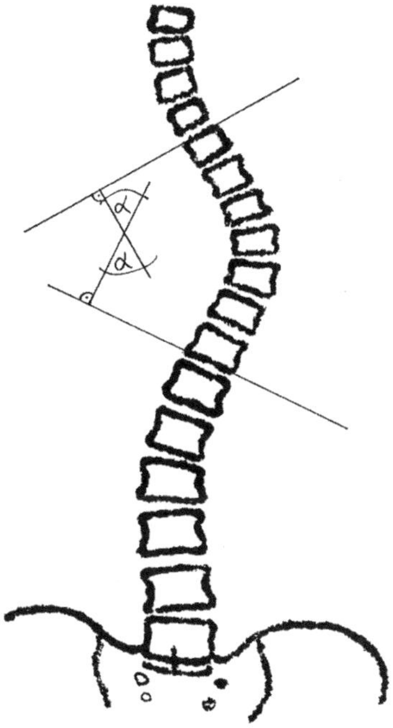

그림 4.2 만곡 각도의 형성을 도식적으로 묘사한 것. 보통 가장 많이 기울어진 상부의 중립 척추뼈를 덮는 면이, 하부 중립 척추뼈의 끝 면처럼 접선으로 표시되어 있다. 수직선들(이 그림의 왼쪽에)이 이 접선들과 나란히 정렬되어 있고, 콥 각도(여기서 각도 기호로 표시됨)에 따른 만곡 각도를 만들기 위해 교차되어 있다.

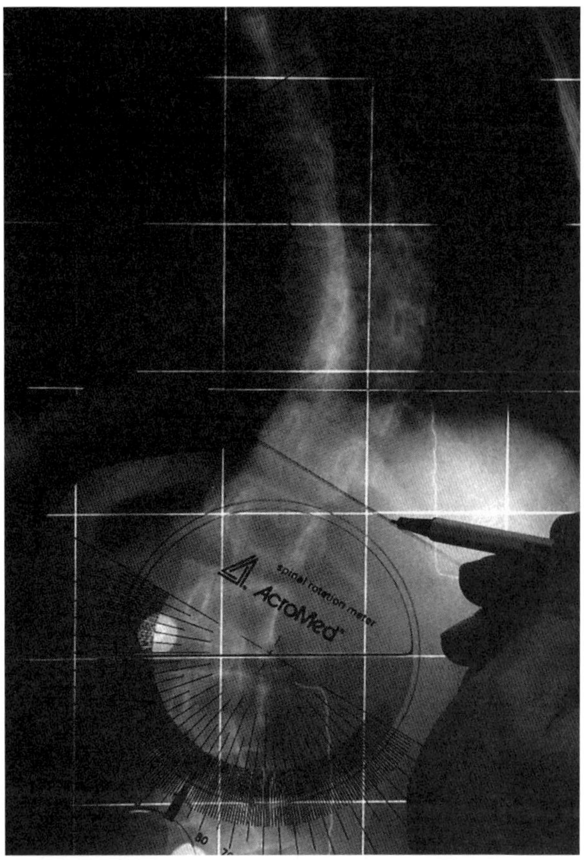

그림 4.3 콥 각도는 중립 척추뼈의 기울기를 측정할 수 있는 도구를 사용함으로써 유도될 수 있다.

선별검사를 할 때 간단하고 저렴한 측정 방법을 제공하기 위하여 미국에서 개발되었다. 그러나 이 측정 도구는 측만증을 다루는 정형외과적 실례에서도 사용될 수 있어야 한다. 검사 시에 만곡의 악화 가능성을 나타내는 중요한 단서를 정확히 찾아내는 데 이용할 수 있기 때문이다.

척추측만증 계측기를 이용한 측정(몸통이 회전된 각도)은 무릎을 편 채로 하는 Adams 전방굴곡검사를 하는 동안 시행된다. 검사 전에 틀어진 골반을 정렬해야 한다. 아직 성장기에 있는 어린이들이나 청소년들의 다리 길이 차이는 3개월 간격으로 바뀔 수 있다.

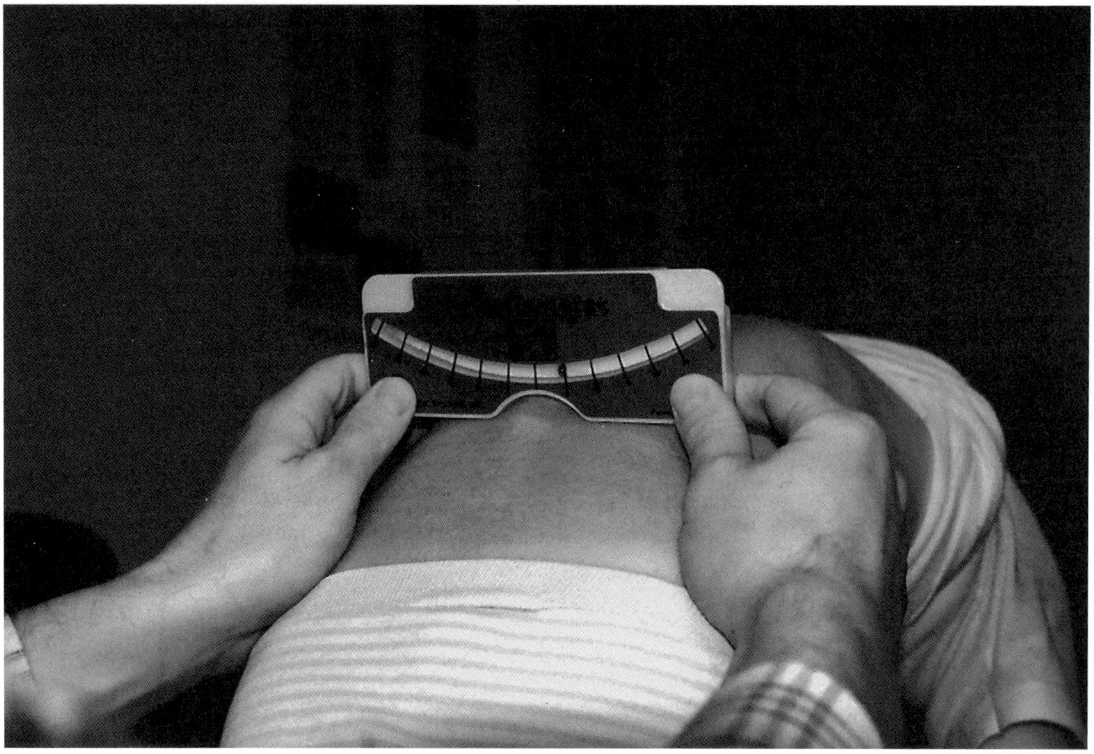

그림 4.4 Adams 전방굴곡검사에서 Bunnel에 따른 측만증 계측기를 이용하여 요추의 돌출을 측정하는 모습

이러한 척추측만증 계측기를 이용한 측정은 매번 같은 의사에 의해 시행되어야 한다. 이로써, 반복적으로 나타나는 오류가 약 1~1.5도로 낮게 발생한다.

4.3 표면 지형

척추측만증 초기에는 등의 형태 변화가 눈에 잘 띄기 때문에, 형태가 변한 등을 촬영하여 컴퓨터로 평가하는 것이 가능하다. 표면 지형 시스템은 더욱더 널리 사용되고 있다. 이러한 지형 시스템은 등의 형태를 컴퓨터에 저장해서 그 이미지를 인쇄할 수 있게 한다. 또한, 자동적으로 다수의 측정 자료들을 판단하고, 이후의 비교를 위해 측정 자료들이 사용될 수 있게 한다.

과거에 측만증을 앓는 어린이들은 일 년에 4번 정도 X-ray를 찍어 방사능에 자주 노출되었다. 악화할 조짐이 보이지 않을 때, 표면 지형 시스템을 이용하는 방법은 X-ray검사 없이 진단할 수 있게 해 준다. 따라서, 방사능에 반복적으로 노출되는 측만증 환자들에게 부담되는 위험을 낮출 수 있다는 점에서 희망적이라 할 수 있다.

척추만곡의 진행 과정을 관찰할 때 다양한 측정 방법들을 사용할 수 있다.

영국에서 만들어진 QUANTEC과 ISIS 시스템들은 측만증의 진행을 관찰하기 위해 특별히 고안되었다. 그러나 이러한 측정 도구들은 표시를 위한 테이프가 부착되어 있지 않으면 측만증을 측정할 수 없다. 따라서, 독일에서 개발된 FORMETRIC 시스템과 같이 완전히 자동화된 장비와 비교하면, QUANTEC과 ISIS 시스템은 그 측정 정확도가 떨어진다.

FORMETRIC 시스템은 등의 지형을 자동적으로 인식하고, 그것이 인식한 좌표들로부터 만곡을 계산해 낸다. 또한 많은 양의 측정 자료들을 자동적으로 제공한다 [*그림 4.5*]. 그것은 척추측만증뿐만 아니라 척추후만증과 전만증도 알아낼 수 있다 (이는 자세 불균형과 척추후만증의 진행 과정도 관찰할 수 있게 해 준다).

그러므로 FORMETRIC 시스템은 얼마 동안 X-ray를 대신할 정도로 충분히 정확하다. 그러나 검사 결과가 좋지 않다면, X-ray검사는 불가피하다(보조기로 치료할 때와 같이). 측정하는 동안 자세를 바꾸면 측만증을 나타내는 측정값들을 정확하게 추출할 수 없다. 측정 결과에서 나타나는 15%~20%의 기술적 오차는 비교 분석을 하기에는 정확도가 낮다. 하지만 전문가는 이미지를 비교함으로써 추가적인 정보를 얻을 수 있다.

반대로, 척추후만증의 측정 결과는 잘 비교될 수 있다.

따라서, X-ray검사 없이 척추만곡의 측면을 기록하고 분석할 수 있다.

만성적인 등통증과 관련하여 측면에서 보는 척추만곡의 형태는 매우 중요한 의미를 가진다. 최근에 이를 뒷받침하는 과학적 증거들이 많이 발견되었다. 특히, 흉추의

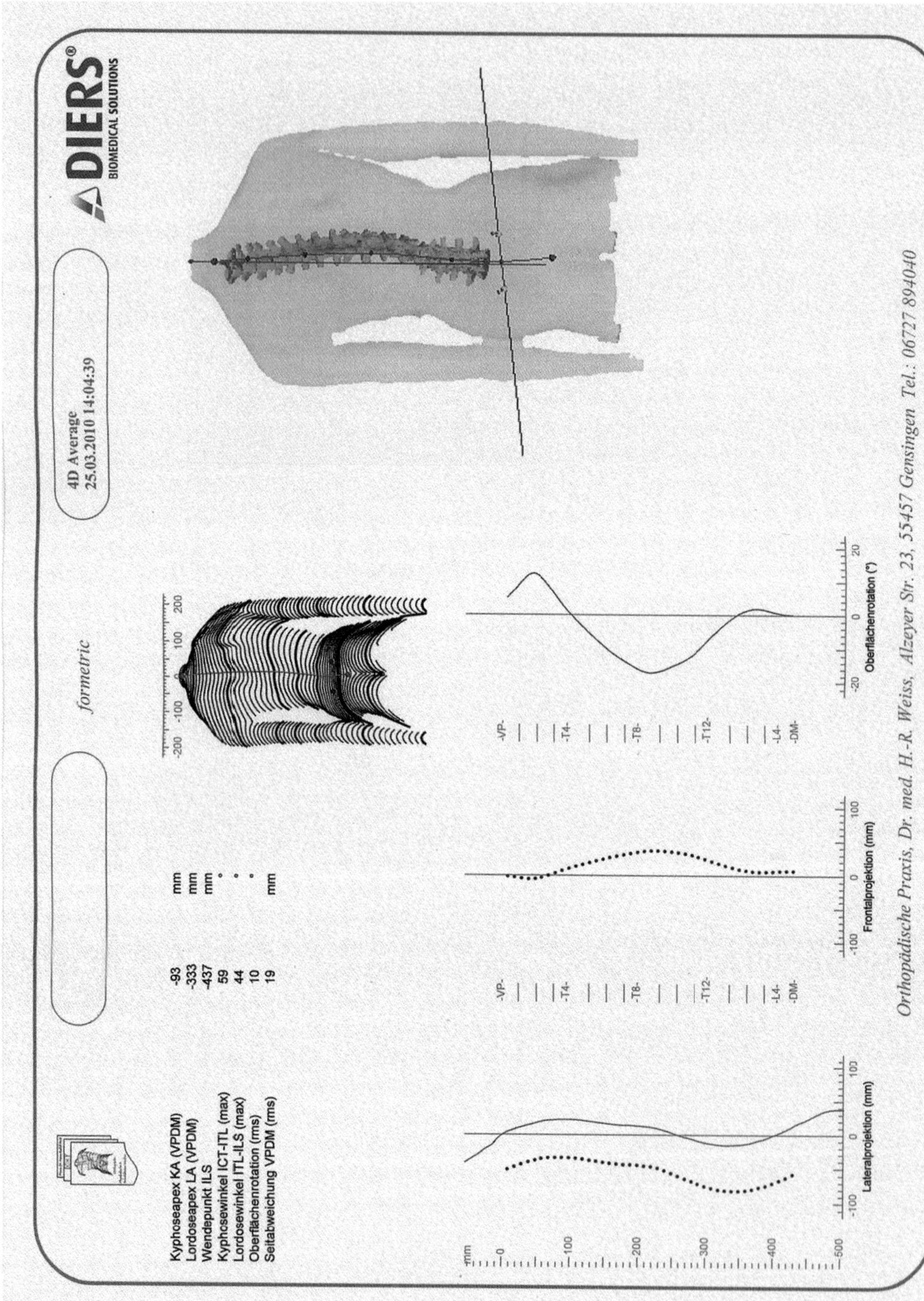

그림 4.5 Formetric 시스템으로 수행된 표면 분석의 첫 장을 인쇄한 것. 오른쪽 위에서, 척추만곡의 정도를 그래프로 나타낸 윤곽선들을 볼 수 있다. 왼쪽으로는, 진행 과정을 관찰하기 위한 값들이 길게 나열된 것을 볼 수 있다.

전만증이나 요추의 후만증을 줄이는 것은 등통증에 직접적으로 영향을 줄 것이다. 따라서, 미래에는 표면 지형학(surface topography)이 진행 상황을 관찰하고 통증을 치료하는 영역에서 더 큰 역할을 할 것이다.

이제 척추는 treadmill에서 역동적으로 측정될 수도 있다. 이로써, 비대칭적인 운동 패턴을 인식하고, 교정할 수 있다(Scoliologid 'Best Practice' Programm[7, 8, 9] 참조).

최신 기술의 성과에 따라, 보조기를 준비하는 과정에서 몸통을 측정하는 3차원의 전신스캐너를 이용할 수 있다. 알맞은 측정값들을 구하기 위해 이런 스캐너를 이용하면, 보조기를 제공하는 데 필요한 환자의 측정값을 구할 수 있고, 동시에 임상의 진행 과정을 관찰할 수 있다. 척추 기형을 가진 환자들을 관찰하는 데 이러한 다기능의 스캐너를 이용함으로써, 전문가가 표면 지형을 보다 저렴한 가격으로 법정 건강보험 회사들에게 제공할 수 있을 것이다.

---

7 HR Weiss, S Seibel (2010) Scoliosis Short-Term Rehabilitation (SSTR) – A Pilot Investigation, The Internet Journal of Rehabilitation. 1: 1. 11

8 Borysov M, Borysov A. Scoliosis short-term rehabilitation (SSTR) according to 'Best Practice' standards-are the results repeatable? Scoliosis. 2012 Jan 17;7(1):1. doi: 10.1186/1748-7161-7-1.

9 Pugacheva N. Corrective exercises in multimodality therapy of idiopathic scoliosis in children - analysis of six weeks efficiency - pilot study. Stud Health Technol Inform. 2012;176:365-71.

치료

Treatment

측만증 치료에는 무엇이 있고, 왜 그와 같은 치료를 해야 하는 것일까?

작은 만곡의 경우, 만곡이 더 이상 진행되는 것을 막기 위한 치료를 주로 한다. 큰 만곡의 경우에는 측만증의 증상을 완화시키는 치료를 한다. 측만증 수술은 환자의 외형과 잠재적 기능을 개선시키고, 환자의 상태가 추가적으로 악화되는 것을 제지할 수 있도록 도움을 준다. 분명히, Feldenkrais, Eutony, Osteopathy(정골요법), Qigong(기공) 또는 acupressure(지압)과 같은 요법은 개별적인 경우에 유용하고, 이로운 보완 방법이 될 수 있다. 그러나 이 방법들 중 어떤 것도 아래에 설명된, 실증적이면서도 효과적인 치료 방법들을 대신할 수는 없다.

5.1 물리 치료

독일은 전통적으로 측만증을 치료하기 위해 물리 치료를 시행해 왔다. 19세기 초 독일의 여러 지역에서, 입원하여 치료를 받고 있는 환자들의 자세를 개선시키기 위한 기관들이 설립되었다. 20세기로 들어서기 전에, 원래는 늑골 돌출을 교정하거나 몸통의 근육들을 강화하는 데 사용되었던 일련의 장비들을 측만증 치료를 위해 도입하였다. 20세기 초에는 'KLAPP crawling(기어다니기)'를 포함하는 방법들을 사용하여 측만증에 대처하고 있었다. 그런데 1921년에 'Katharina Schroth에 따른 3차원적 측만증 치료'의 도입으로, 보다 전체론적으로 지향된 치료를 위해 기존의 기계적인 치료 방법을 처음으로 포기하였다.[10, 11] 지난 세기 동안, 오늘날 더 이상 전수되지 않아 사라진 측만증 치료를 위한 여러 가지 물리 치료적 방법들이 만들어졌다. 과학적으로 증명된 치료는 사라진 Katharina SCHROTH에 의해 개발된 3차원적인 측만증 치료와 VOJTA에 의해 개발된 발달상의 운동 요법 및 치료이다. Katharina

10 Lehnert-Schroth Ch (2000) Dreidimensionale Skoliosebehandlung, 6th ed., Urban und Fischer
11 Weiß HR (2011) Befundgerechte Physiotherapie bei Skoliose, 3rd ed., Pflaum Verlag

SCHROTH에 따른 3차원적인 측만증 치료와 더불어, 측면 이동(Side Shift) 프로그램도 Yoga, DoboMed 그리고 SEAS와 같이 특수하지 않은 치료법을 제외하면 특수한 치료 방법으로서 국제적으로 잘 알려져 있다.

VOJTA[*그림 5.1*]에 따른 치료를 받는 환자들은 한 명의 치료사에게 의존적이지만, Katharina Schroth[*그림 5.2*]에 따른 3차원적인 측만증 치료는 환자 스스로 치료할 수 있는 방법이다. 따라서, Katharina Schroth에 따른 측만증 치료는 성인뿐만 아니라 10세 이상 환자에게, VOJTA에 따른 치료 방법은 어린나이에 작은 만곡을 가진 환자들에게 더 많이 추천된다.

널리 알려져 있지는 않지만, 독일 외에도 척추측만증의 물리적 치료가 다른 방법으로 실시되고 있다. 그러나 Schroth, Schroth Best Practice 그리고 Side Shift와 같이 특수한 방법들의 효험에 관해 과학적으로 뒷받침된 연구 결과들이 계속 나오고 있는데도 불구하고, 척추측만증을 위해 특별히 개발되지 않은 일반적인 치료 방법들이 적용되고 있다.

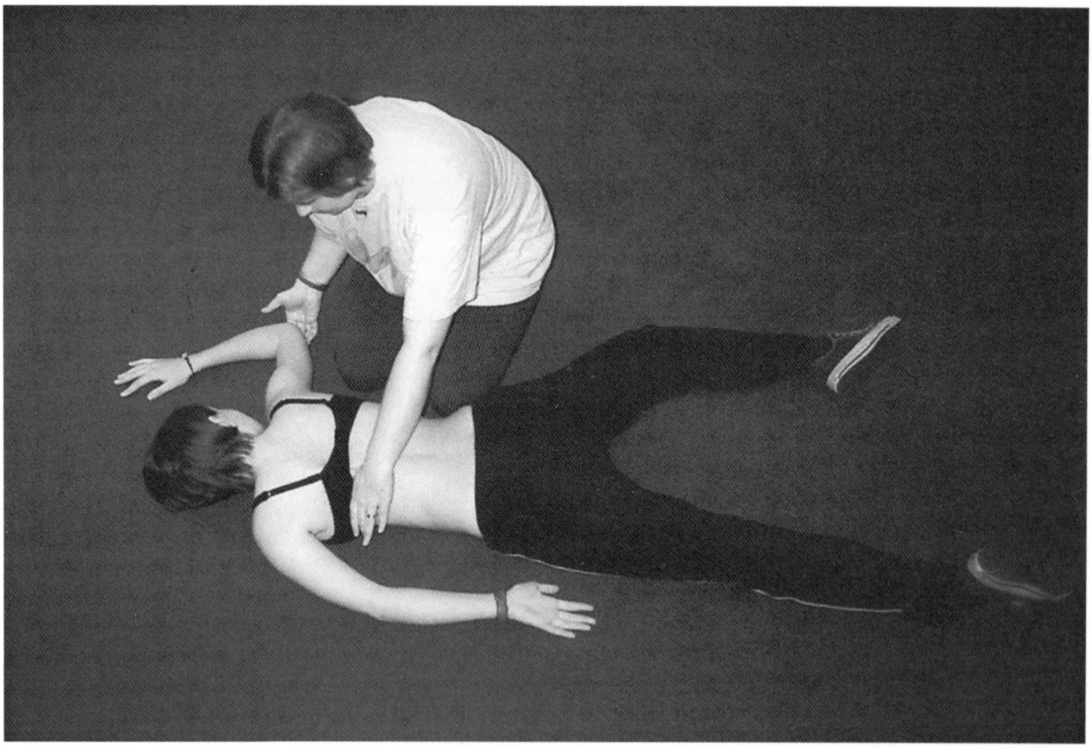

그림 5.1 Vojta에 따른 운동 프로그램 중 반사적 기기(reflex creeping)를 가능케 하는 운동

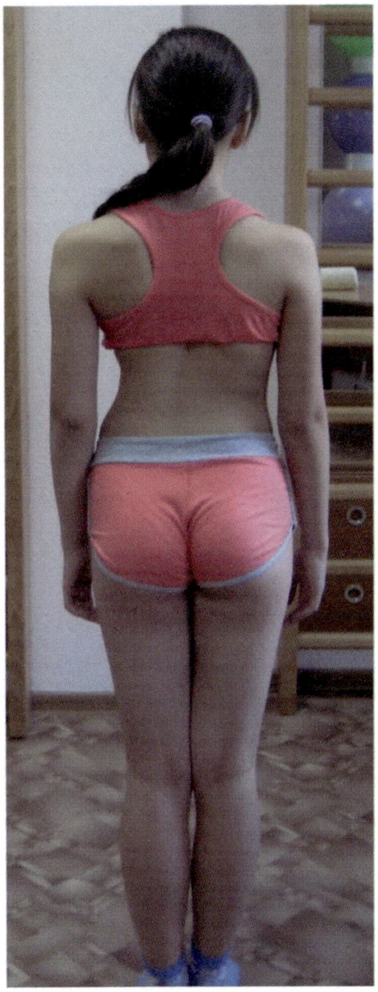

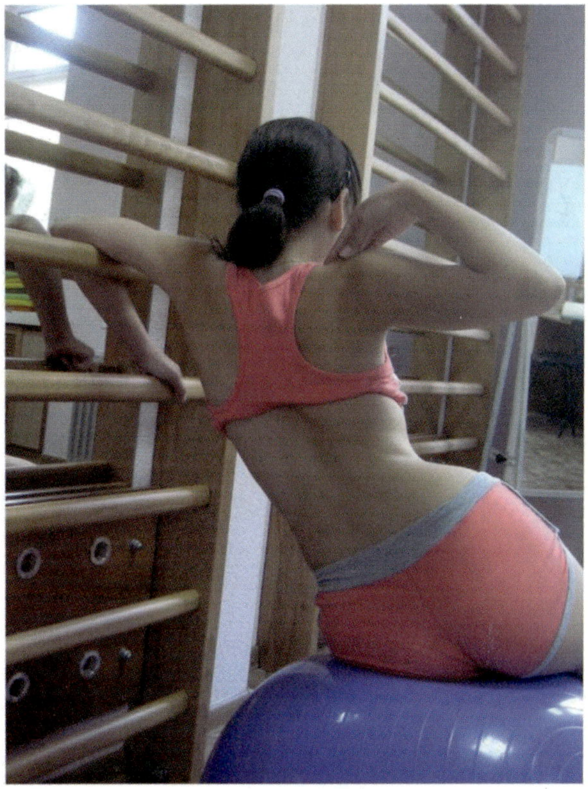

그림 5.2 왼쪽: 정지 상태일 때, 우측 흉부측만증, 좌측의 늑골 돌출 그리고 흉추부위에 우측 이탈을 가진 여성 측만증 환자. **오른쪽:** Katharina-Schroth에 따른 3차원적 측만증 치료 프로그램에서 파생된 'Best Practice' 프로그램의 운동. 운동하는 동안 호흡을 통해 얼마만큼 우측 이탈이 교정되었고, 늑골 돌출이 감소되었는지 알 수 있다[Borysov and Borysov Scoliosis 2012 7:1].

집중적인 물리 치료적 방법들에 대한 유효성은 이미 수많은 연구에서 설명되었다. 이러한 연구들로부터, 척추측만증은 물리 치료로 교정될 수도 있고, 물리 치료적 방법을 통해 보조기 착용의 부담을 상당히 줄일 수 있다는 결론을 내릴 수 있다.

최근에 척추측만증의 교정 가능성에 관한 더 많은 과학적 발견들을 통해, 척추 회전뿐만 아니라 척추측만증도 간단한 교정적 운동으로 감소될 수 있다는 결론을 이끌어 낼 수 있다. 겉으로 보이는 측만증 현상은 하부 흉추부위의 척추후만과 2번 요추

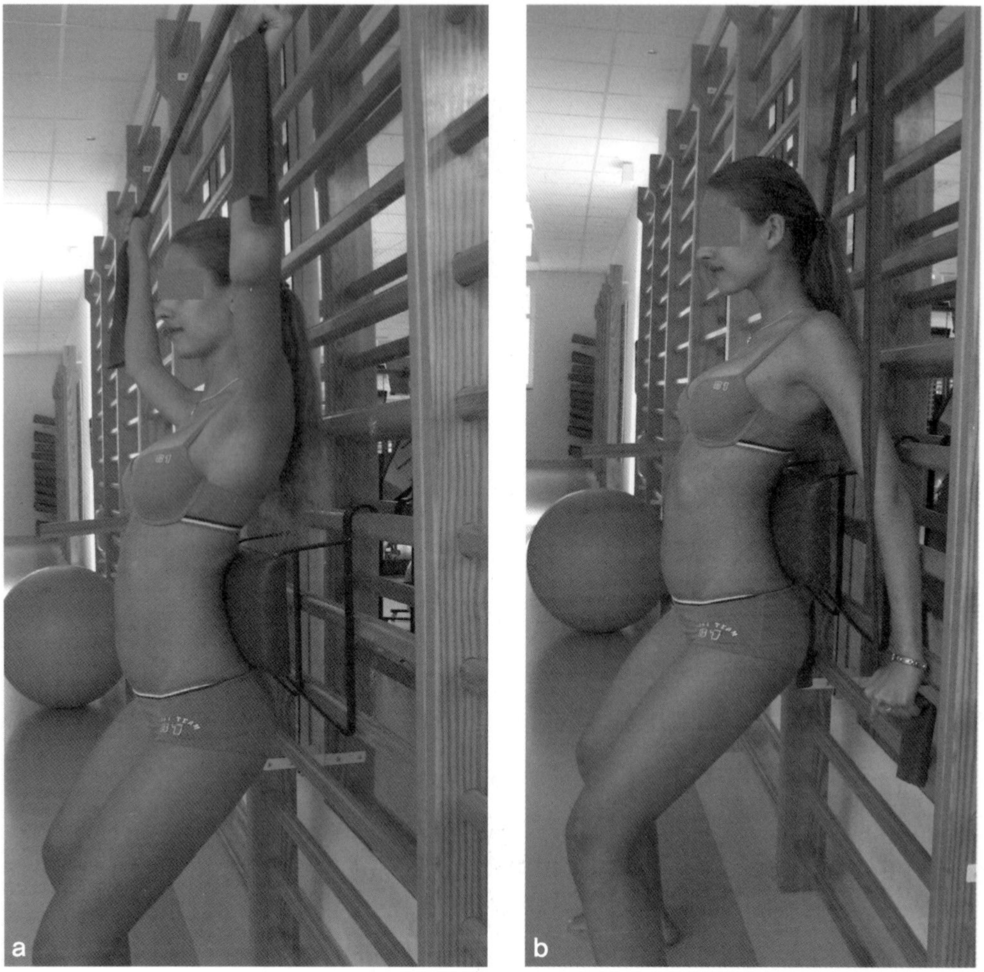

그림 5.3 a와 b: wall bar에서 시행하는 'Wolm'와 Thera-Band의 운동으로, 측면의 정렬을 개선시키고 있는 모습

의 척추전만을 증가시킴으로써 감소할 수 있다. 따라서, 최근에는 측면상(시상면)의 강화를 위한 운동들이 슈로스의 개념으로 통합되었다. 해당 운동들이 복도[*그림 5.4 a와 b*]에서뿐만 아니라 wall bars[*그림 5.3 a 와 b*]에서도 실행될 수 있다.

3D Made easy와 같은 더욱 단순한 치료 기법들이 최근에 개발되었다. 기능상의 삼중 만곡에 대한 *그림 5.5*에서처럼, 이러한 새로운 치료 기법은 개개인의 만곡 형태에 따라 적용된다.

이와 같이 최근에 나온 새로운 방법들은 현대 시대에 맞게 재활 개념이 수정되었다. 따라서, 환자들은 더 이상 6주간의 학교 생활을 중단하지 않아도 된다.

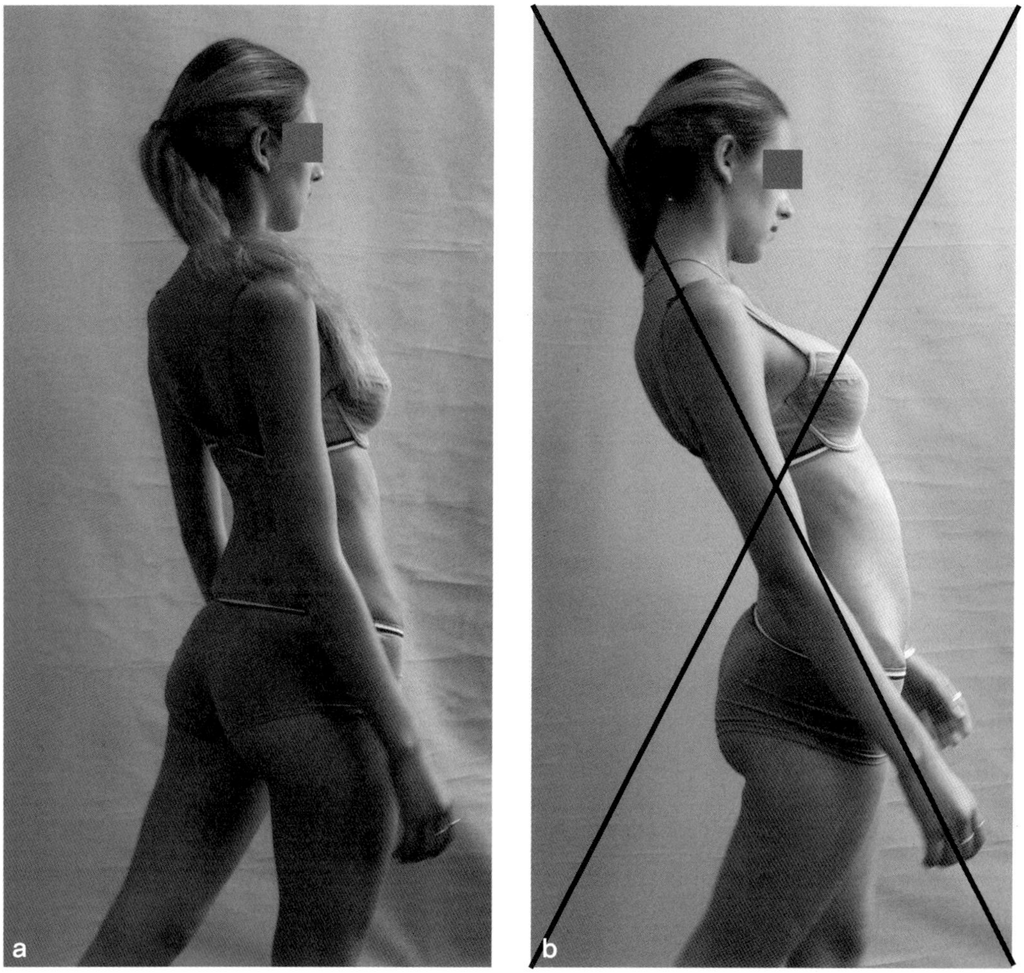

그림 5.4 a와 b: 걸음에 따라 하부 늑골궁을 앞으로 움직일 수 있다면, 이른바 '고양이 걸음'은 정상적인 측면상을 위한 좋은 움직임을 가능케 한다. 그러나 이런 운동을 하는 동안에는 오른쪽 사진에서처럼 몸통을 뒤로 젖히지 말아야 한다.

척추측만증 환자들에게 그룹 치료는 특히 효과가 좋다. 그 이유는 고통받는 이들이 그들의 문제에 대해 외로이 대처하지 않아도 되고, 경험들을 교환함으로써 정서적으로 해방감을 느낄 수 있게 하기 때문이다.

Cochrane 보고서는 물리 치료로 측만증을 관리할 것을 뒷받침한다.

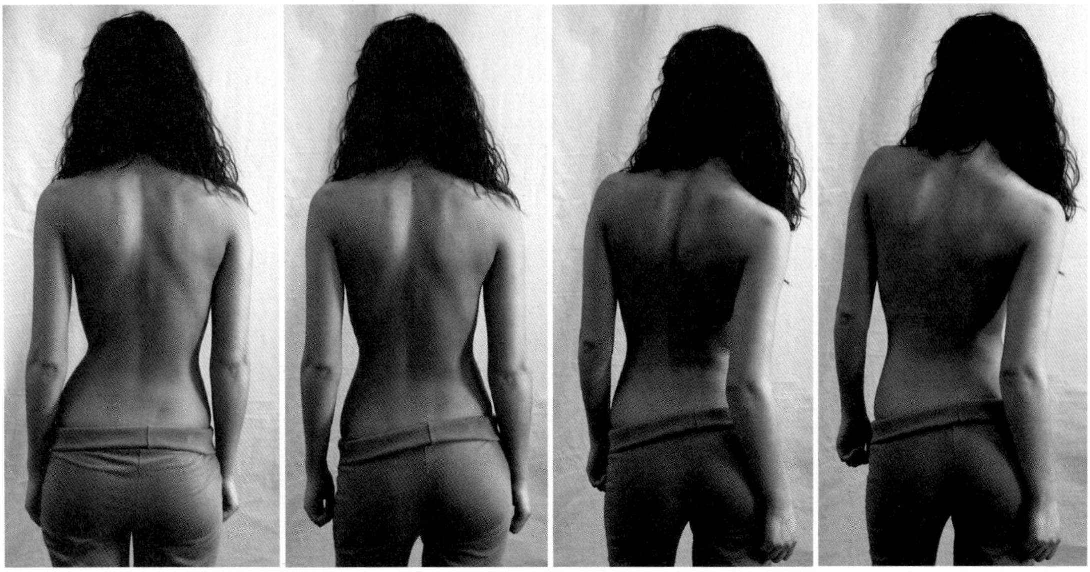

그림 5.5 기능상의 3중 만곡 측만증을 위한 3D Made easy 프로그램의 네 단계 연속운동: 1. 골반을 교정한다. 2. 어깨(견갑대)를 교정한다. 3. 좌측 흉부(등쪽)를 이용하여 숨을 들이마신다. 4. 안정화시킨다.

5.2 보조기 치료

보조기 착용의 효험은 다수의 연구들에 의해 비슷하게 증명되어 왔고, 이를 Cochrane 보고서가 뒷받침한다. 그러므로 보조기 착용은 효과적인 치료이면서도, 신중하게 계획되고 실행되어야 하는 복잡한 치료라 할 수 있다. 당연히 보조기는 주치의의 경험에 따라 승인되지만, 보조기의 제조 과정에서 가장 중요한 것은 정형외과 기술자의 경험이다. 따라서, 1년에 적어도 50명의 측만증 환자들에게 보조기를 제공하거나 숙련된 전문가의 지도 아래에 있는 치료팀만이 이와 같은 치료를 실행해야 한다. 최종 결과와 교정 효과 및 착용 시간 사이에는 의존적인 연관성이 있다. 기술자와 의사는 교정 효과와 착용감을 보장하여, 환자 스스로 적절하게 착용 시간을 관리할 수 있도록 도와야 한다.

만약 물리 치료만으로 충분하지 않다면, 필히 보조기를 착용해야 한다.

1. 신체적으로 성숙하기 전인 상태에서 처음 성숙의 징후가 나타날 때 어린이는 20도의 만곡을 보인다. 이런 어린 환자의 8~10% 정도가 자연스레 측만증이 호전된다. 이는 아직 성숙하지 않은 20도 이하의 작은 만곡을 보이는 어린이들에게만 적용되는 이야기이다. 현재는 20도의 만곡을 보이지만, 환자들이 급성장기에 들어서면 안타깝게도 측만증은 진행될 것이다. 이때, 몇 주 안에 측만증이 급격히 악화될 수

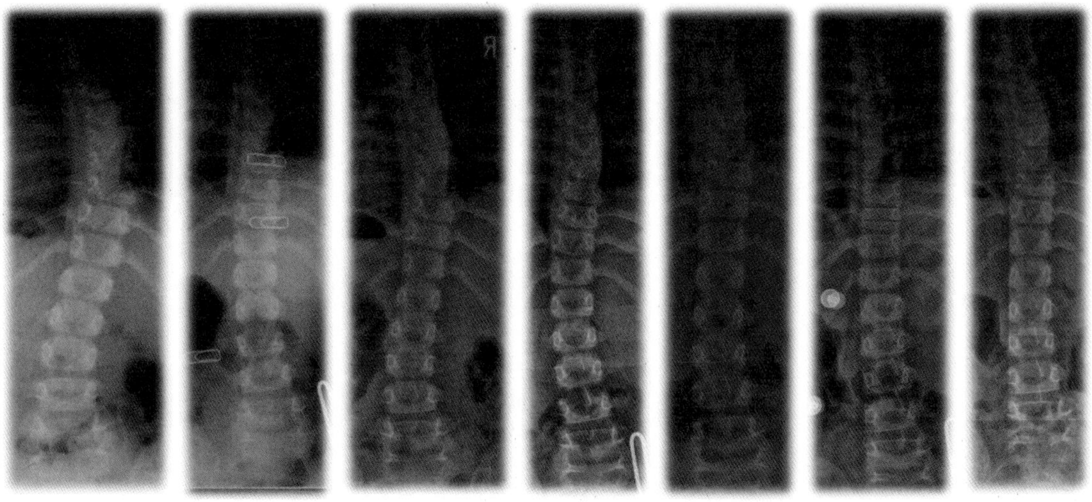

그림 5.6 30도가 넘는 만곡을 가진 6살 아이에게서 보이는, 소아기 특발성 측만증(조기발병 측만증)이 진행된 상태. 하루에 약 16시간 CAD 체뉴 보조기를 착용하자 계속해서 만곡이 감소되었다. 아이는 20도 이하의 만곡 각도를 보이면서 사춘기의 급성장기에 들어섰다. 따라서, 주 급성장기 동안은 하루 12시간만 착용하면 되었다.

있으므로(일 년에 20도 이상), 성장 경로 수단들이 필요하게 된다. 흔히, 비교적 작은 만곡(20~30도)의 측만증은 이 나이에[*그림 5.6*] 교정되거나 심지어 과잉으로 교정될 수 있다. 이는 제대로 만들어진 보조기를 규칙적으로 착용하면 최종적으로 교정될 수 있음을 의미한다. 드물게는 보조기를 벗고 나서 만곡이 교정될 수도 있다. 다시 말해, 보조기가 없었다면 더 악화됐을 만곡을 급성장기를 이용하여 호전시킬 수 있다는 것이다. 일단 월경이나 변성기가 시작되면, 일반적으로 성장 속도는 저하하고 지속적인 척추 교정은 더 이상 기대할 수 없다.

2. 20도를 초과한 만곡은 월경이나 변성기가 시작되면 5도 이상 악화된다. 그때도 측만증은 진행된다. 따라서, 예상되는 성장에 대한 안전장치로서 보조기를 착용해야 한다.

3. 만곡이 30도 이상이라면 월경이 시작된 후 1년까지 보조기를 착용해야 효과가 있다. 뼈의 성숙이 지연되고 만곡이 40도 이상인 경우라면, 월경 시작 후 2년이 종료될 때 까지 착용하기를 권한다.

지금까지 보조기는 40도 이하의 만곡에만 효과가 있다고 추정되어 왔다. 그러나 보조기 치료는 40도 이상의 만곡에도 좋은 결과를 보였다[*그림 5.7*]. 특히 청소년기 특발성 측만증인 경우에는 상대적으로 수술이 불가피하기 때문에(외적인 변화로 인해 다소 심각한 심리적인 문제들이 동반될 때에만), 큰 만곡을 가졌다면 보조기 치료

3년간의 추적

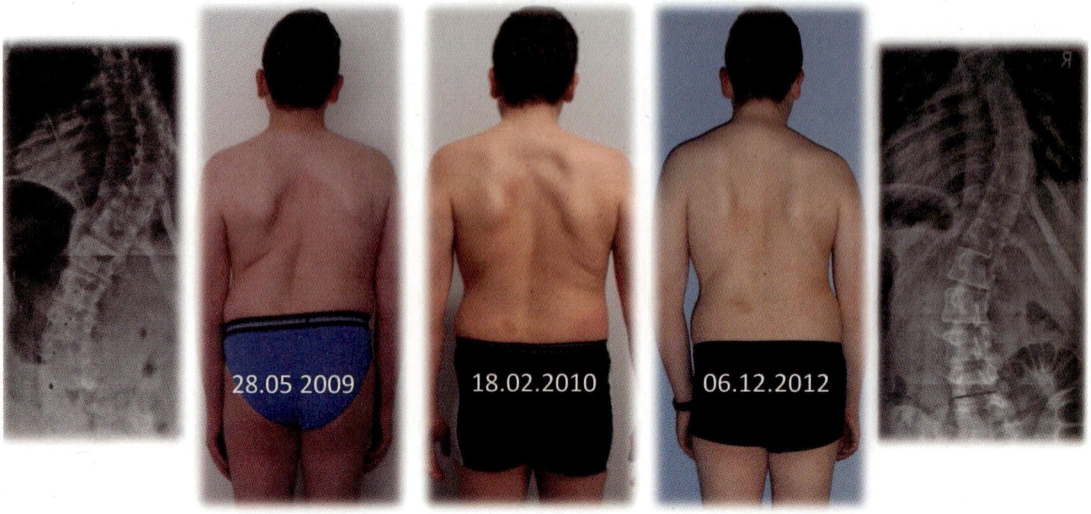

그림 5.7 치료 초기에 56도의 만곡을 가진 소년에게서 보이는, 청소년기 특발성 측만증이 진행된 상태. 이후에 X-ray에서 만곡이 현저하게 감소된 것을 볼 수 있지만, 임상적으로는 거의 보이지 않는다. (From: Weiss HR, Moramarco M. 표준화되고 비대칭의 CAD/CAM 보조기를 이용하여, 측만증 환자의 몸통과 등 형태 기형을 재구성함. Hard Tissue 2013 Feb 26;2[2]:14)

의 중요성은 더욱 부각될 수 밖에 없다. 청소년기 특발성 측만증 환자이건 혹은 근원은 알 수 없지만 후기에 시작된 측만증 환자이든 간에, 만곡이 80~90도에 이르지 않았기 때문에, 심폐에 심각한 문제가 발생할 위험성이 낮다.

만곡이 40도 이상을 초과할 경우 폐 기능 이상으로 인해, 심각한 문제들이 발생할 수 있다. 게다가, 측만증이 없는 성인으로 구성된 통제집단에 비해 후기발병 측만증(10~14살에 처음 발병)이 있는 환자들은 기본적으로 통증에 대한 민감성이 낮다. 따라서, 엄청난 심리적 긴장을 야기시키는 척추만곡에는 수술적 치료가 필요하다. 최고의 보조기로 치료하는 것은 임상적으로 수술적 치료와 비슷한 결과를 보일 수 있다 [*그림 5.8과 5.9*].

측만증 환자에게 보조기를 제공하는 것은 전문 정형외과 의사나 정형외과 기술자의 과업이다. 적절히 보조기가 사용된다면, 일반적으로 척추 기형의 진행을 막을 수 있다. 또한, 아직 성장기에 있는 환자의 외형을 크게 개선시킬 수 있다. 그러나 이와 같은 개선은 측만증의 3차원적 척추 기형이 최적의 방식으로 설명됐을 때 달성될 수 있다.

최근에는 보조기를 사용하여 치료하자는 사람들이 많다. 이들 중 대부분이 어느

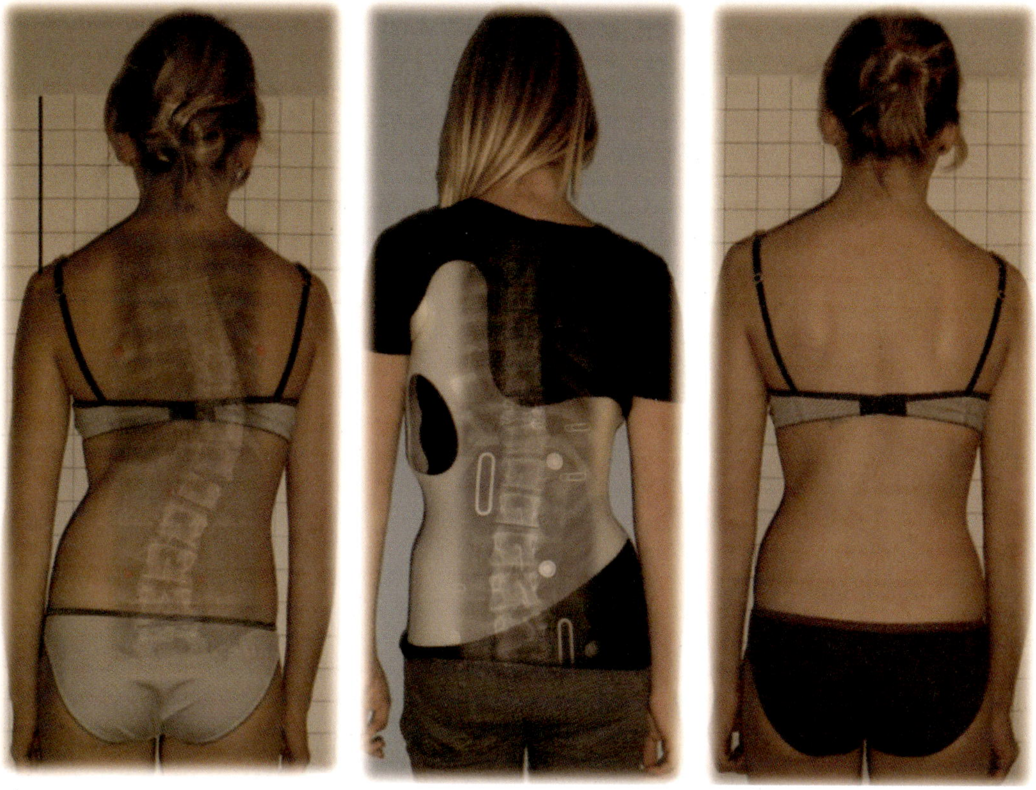

그림 5.8 우측 흉추만곡(42도)을 가진 소녀. 맨 오른쪽 사진은 이마면에 겐싱엔 CAD/CAM 체뉴 보조기를 착용하여 중급 교정으로 치료를 받은 후의 모습.

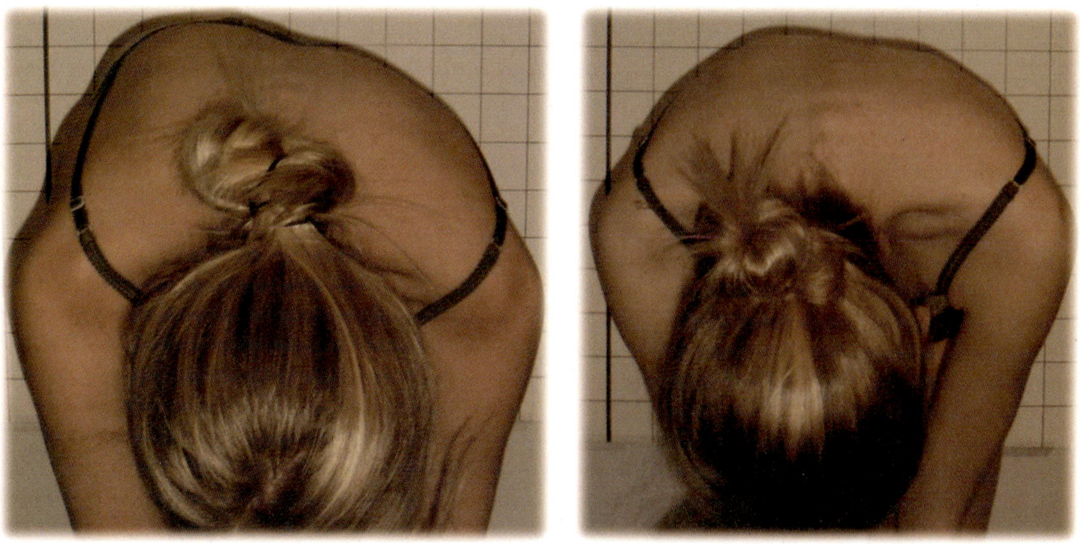

그림 5.9 우측 흉추만곡(42도)을 가진 소녀. 오른쪽 사진은 겐싱엔 CAD/CAM 체뉴 보조기를 착용하여 중급 교정으로 늑골 돌출을 치료한 모습.

정도 치료의 효과를 보았기 때문이다. 그러나 모든 정형외과 기술자들이 확실한 교정 효과를 보장하는 보조기를 제작할 수 있는 것은 아니다.

최종적으로 평균 이상의 결과를 보인 치료팀들은 X-ray 상에서도 최적의 교정 효과를 달성하기 위해 지금껏 보조기를 사용해 왔다. 동시에 환자들이 성장기 동안 종일 보조기를 착용하도록 그들의 환자들을 교육시켰다. 그러나 X-ray 상의 좋은 결과가 외관상의 좋은 결과로 항상 이어지는 것은 아니다. 치료 후 X-ray 상에서는 분명 만곡이 교정된 것처럼 보였지만, 늑골 돌출이 종종 발견되는 경우도 있었다. 심지어 외관상 보기 좋지 않고, 극도로 경직된 편평등이 나타나기도 했다[*그림 5.10*].

정확히 말하면, 측만증은 측면의 만곡과 뒤틀림을 보이는 3차원적 기형인데, X-ray는 척추를 하나의 평면으로 보여줄 뿐이다. 지금까지 X-ray는 선두에 서서 여러 치료 방법들을 평가하는 데 이용되어 왔다. 따라서, 비수술적 치료는 편평등을 형성하는 데 영향을 줄 수 있었다. 그러나 때때로 X-ray 상에서 만곡이 교정된 것처럼 보일지라도, 보조기 치료로 인해 부작용이 나타날 수 있다. 이따금 보스톤 보조기는 편평등을 형성하고, 체뉴 보조기에서 파생된 독일의 치료 방법 또한 기능적 장애를 일으킨다.

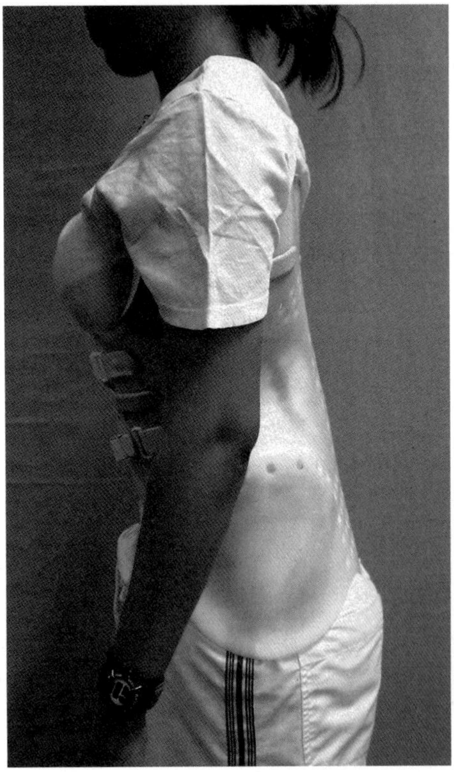

그림 5.10 편평등을 촉진하는 보조기의 측면상. 보통의 척추만곡은 보조기로 예방된다. 경직성은 선 자세에서 발생한다.

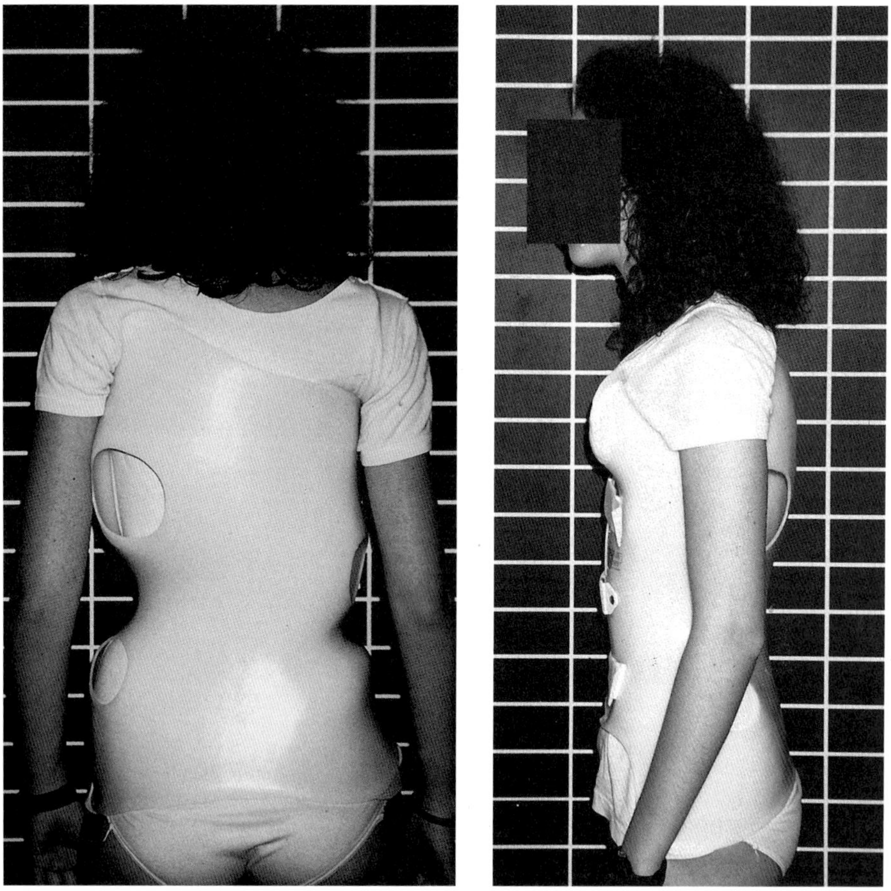

그림 5.11 a와 b: 석고 모형으로 제작된 체뉴 보조기의 좋은 예. 측면상은 흉추부분을 끌어당기며 거의 정상적인 척추만곡과 요추부분의 전만을 보여 준다.

보조기 치료의 목적이 X-ray 상에서 교정 효과를 보여 편평등이 강직된 채로 환자를 집으로 돌려보내는 것이 아니기 때문에, 오리지널 체뉴 보조기는 90년대에 더욱 발전하였다[*그림 5.11 a, b*].

보조기의 적정 착용 시간을 준수하고, 만곡을 20도 이상으로 교정하며, 회전이 복원되었을 때, 외관상 최상의 결과를 얻을 수 있다고 줄곧 주장되어 왔다. 이러한 방식으로 치료된 환자들을 옆에서 보면, 척추의 형태와 기능이 거의 정상으로 회복된 것을 알 수 있다. 또한, 구식의 치료 방법으로 인해 생긴 경직된 편평등은 기능적으로나 외관상으로 균형이 잘 잡힌 척추로 변화한다[*그림 5.12 a~d*].

흉추측만증은 일반적으로 편평등을 동반하므로, 보조기로 치료해야 한다고 1990년대 초반 체뉴가 직접 지적했다. 따라서, 좋은 체뉴 보조기란 시상면의 흉추만곡(측

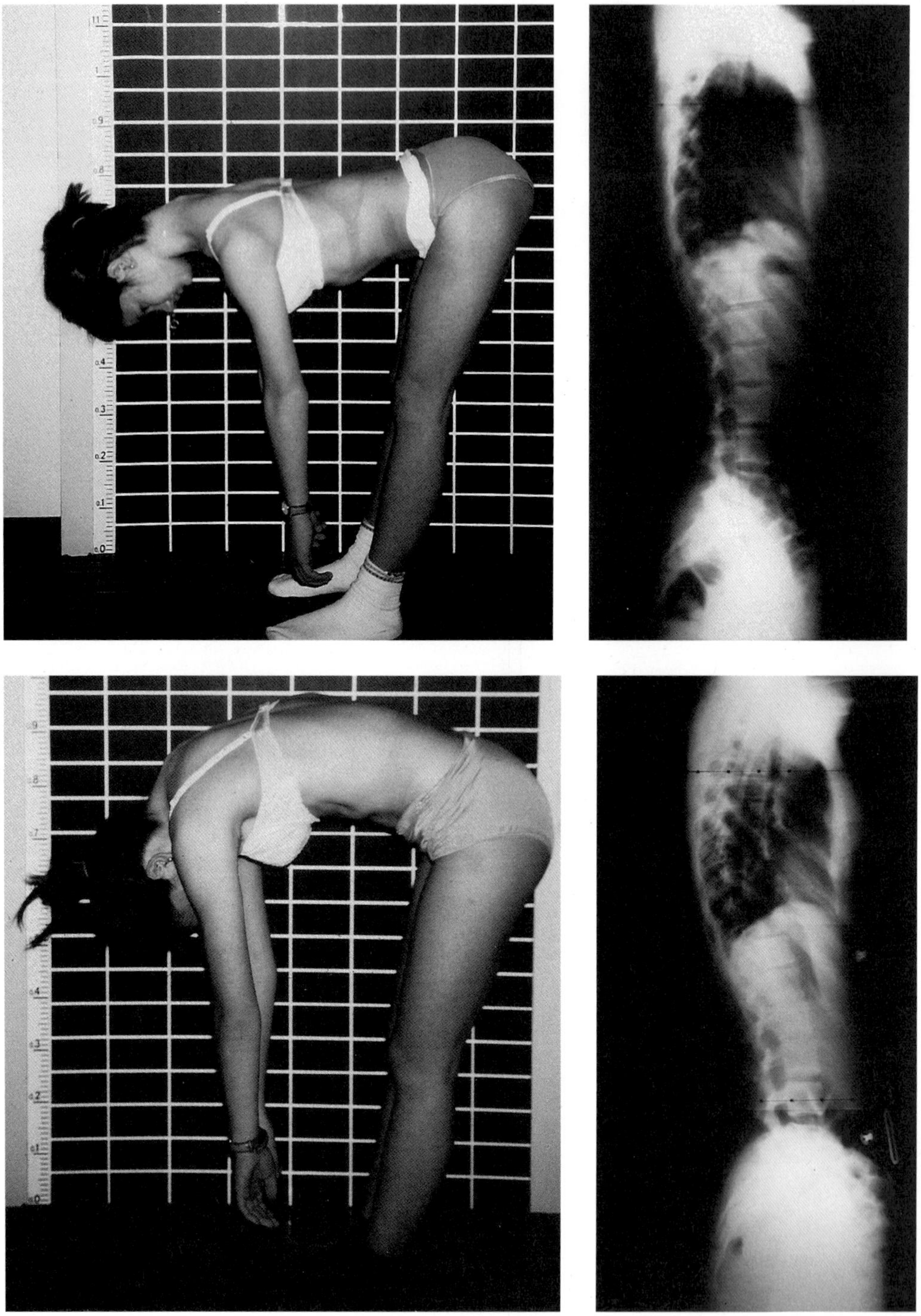

그림 5.12 a~d: 부적절한 보조기 치료로 야기된 극도로 경직된 편평등[a] 또한 X-ray[b] 상에서 보임. 아래 사진[c와 d]: 좋은 체뉴 보조기로 치료하고 나서 12개월 후, 측면에서 보이는 것처럼 정상으로 회복되었다.

면 모습)을 얼마나 재현하는지에 달려 있다. 또한 이것은 컴퓨터 기술로 제작되어, 석고가 없는 신형의 보조기로 끊임없이 발전되어 왔다. 반면, 다른 형식의 보조기뿐만 아니라 대부분의 체뉴 변형 보조기에서 보이는 것처럼, 요부의 측만증으로 인해 줄어든 만곡(요추전만증)을 복원시키는 것은 여전히 경시되고 있다. 그리고 척추전만, 즉 요추전만증을 회복시킴으로써 측만증을 교정할 수 있다는 사실을 우리는 5년 전부터 알고 있었다.[12] 그럼에도 불구하고 이러한 연구 결과들은 최근 다시 한 번 확인되었다.

12 van Loon PJ, Kühbauch BA, Thunnissen FB: Forced lordosis on the thoracolumbar junction can correct coronal plane deformity in adolescents with double major curve pattern idiopathic scoliosis. Spine. 2008, Apr 1;33(7):797–801.

5.2.1. 측만증 치료에서 척추 보조기의 다양한 디자인

측만증 치료를 위해 고안된 석고 모형의 척추 교정 보조기는 질적인 면과 효율성 면에서 크게 변화하였다. 석고 모형의 보조기는 대부분 그것을 만든 기술자의 특징이 고스란히 담겨 있다. 기술자는 특정 만곡 형태에서 전문성을 보이기 때문에, 뛰어난 교정 효과를 보이는 보조기를 제작할 수 있다. 반면, 다른 만곡 형태의 보조기는 평균 이하일 수도 있다. 포괄적이고 전문적인 데이터베이스를 적용하는 컴퓨터 이용 설계(CAD)로 만든 보조기는 모든 만곡 형태에 이상적이다. 이처럼 전문적이면서 품질이 보장된 보조기를 이용한다면 오류 발생 요인은 감소할 수 있다.

석고 모형 없이도 최상급의 보조기를 제작할 수 있게 하는 몇몇 고품질의 시스템들이 최근 몇 년간 판매되고 있다.

오늘날 대부분의 보조기는 생리적이거나 자연적인 요추전만증을 제대로 회복시키지 못한다. 반면, 체뉴-겐싱겐 보조기나 이제 더 이상 구할 수 없는 체뉴 경량 보조기는 특발성 측만증에서 전형적으로 감소하는 요추전만증에 대해 뚜렷한 교정 효과를 보였다.[13]

최신의 형태와 현재의 다양한 디자인이 적용된 체뉴 보조기는 다른 보조기에서 나타난 문제들을 해결하였고, 보조기 제조를 새로운 수준으로 끌어올렸다. 그러나 보스톤 보조기를 포함하여 복부를 압박하는 그 밖의 다양한 보조기는 결국 편평등을 더욱 악화시키는 요인으로 작용한다. 그리고 척추전만에 수반되는 손실이 성인이 되면 만성적인 척추통증을 촉진시키는 결과를 초래하므로, 최대한 편평등이 악화되는 것을 막아야 한다.

한편, 최근의 체뉴 보조기[*그림 5.13*]를 사용함으로써 더 심한 각도의 측만증까지 교정할 수 있고, 보조기로 치료하여 수술과 마찬가지로 외형적으로 개선될 수 있다. 그러나 측면 교정을 위한 방법들을 고려, 즉 편평등을 지속적으로 교정할 것이라면, 보조기로 심각한 만곡을 치료함으로써 비교적 통증을 완화시킬 수 있다. 또한, 측면을 교정시키고 통증이 없는 보조기가 사용될 때 통증을 동반하는 보조기 치료는 교정 효과가 없다는 사실을 지적하는 증거가 많이 있다[*그림 5.14 a~f*].

13 Weiss HR, Moramarco M. Remodelling of trunk and backshape deformities in patients with scoliosis using standardized asymmetric computer-aided design/computer-aided manufacturing braces. Hard Tissue 2013 Feb 26;2(2):14.

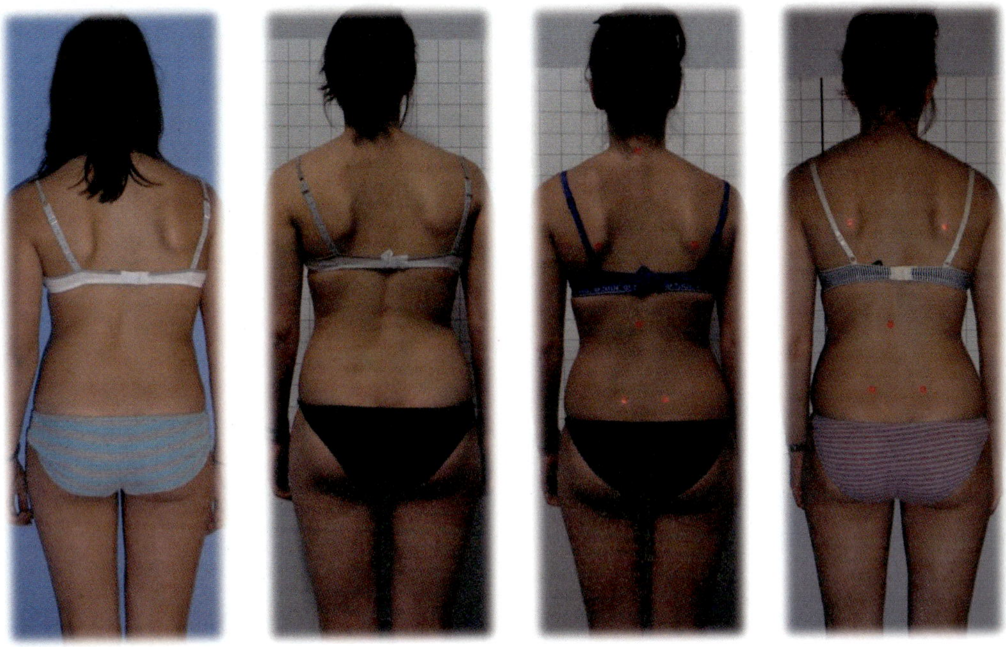

그림 5.13 a~d: 치료 초기에 50도 이상의 흉추만곡을 가진 13살 소녀. 체뉴-겐싱언 보조기로 치료. 치료 말기에는 균형이 잡히고 척추가 대칭을 이루어, 거의 측만증의 징후가 보이지 않는다. [Weiss HR, Moramarco M. 표준 비대칭 CAD/CAM 보조기를 사용한, 측만증 환자의 척추와 등 기형의 리모델링. Hard Tissue 2013 Feb 26; 2[2]:14]

보조기의 교정 효과

지금까지 처음 각도의 몇 %로 항상 보이는 보조기의 교정 효과는 일정하게 최종 결과에 영향을 준다. 그러나 기능적 손실 및 통증과 함께 경직된 편평등이 나타난다면, 훌륭한 X-ray가 무슨 소용이 있겠는가. 게다가, 경직된 만곡의 문제는 다음 질문으로 이어진다: 교정 효과가 미미하다면 보조기 착용에 의미가 있는가? 주요 만곡의 교정 효과는 어떻게 평가될 수 있는 것인가?

원칙적으로, 교정 효과란 매우 중요하다. Landauer에 따르면, 지속적인 개선(−7도)을 위해선 적어도 40%의 최초 교정이 필요하다.[14] 그러므로 끊임없이 40%의 교정을 능가해야 할 것이다. 그래야 보조기 치료에 의미가 있는 것이다. 그러나 당연히, 모든 만곡이 똑같이 교정될 수 있는 것은 아니다. 모든 것은 만곡 형태, 만곡 강

14 Landauer F, Wimmer C, Behensky H. (2003) Estimating the final outcome of brace treatment for idiopathic thoracic scoliosis at 6-month follow-up. Pediatr Rehabil. 6(3– 4):201–7.

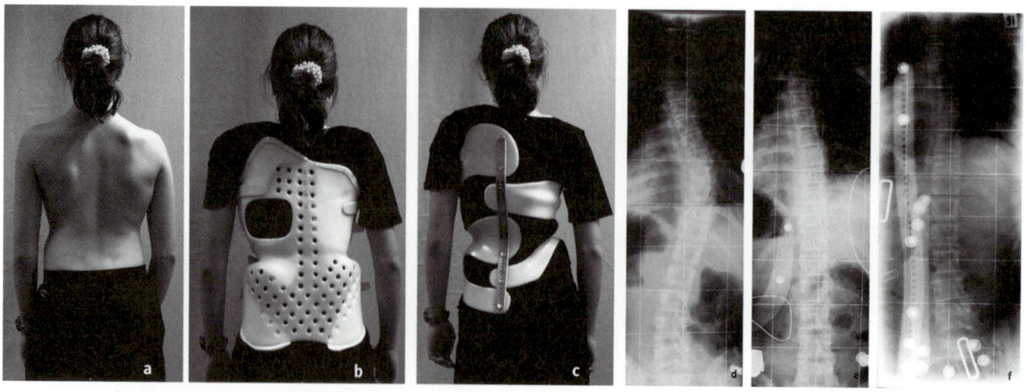

그림 5.14 흉추에서 콥 각도 39도의 청소년기 특발성 측만증을 가진 13세 소녀. 후측만 보조기 착용–흉추 상반부 22도, 흉추 12, 요추 5도; 체뉴 경량 보조기 착용–흉추 상반부 22도, 흉추 8도, 요추 11도. 보조기 치료 후, 요추부위의 모양을 더 좋게 보완하기 위해 교정 압력을 의도적으로 감소시켰다. 그림 b의 보조기로 인해 심한 통증을 느꼈으나 c의 보조기로 바꾼 후 그 통증은 사라졌다.

도와 개별적인 경직도에 달려 있다. 표준 CAD 시스템을 적용하여 현재의 지식에 따라 고안된 보조기들이 반드시 질적인 면에서 우수한 것은 아니다. 왜냐하면, 38도에서 −14도[*그림 5.15 a~d*]로 아니면 반대로 40도에서 38도로 교정되는 등 과잉 교정을 종종 경험하기 때문이다.

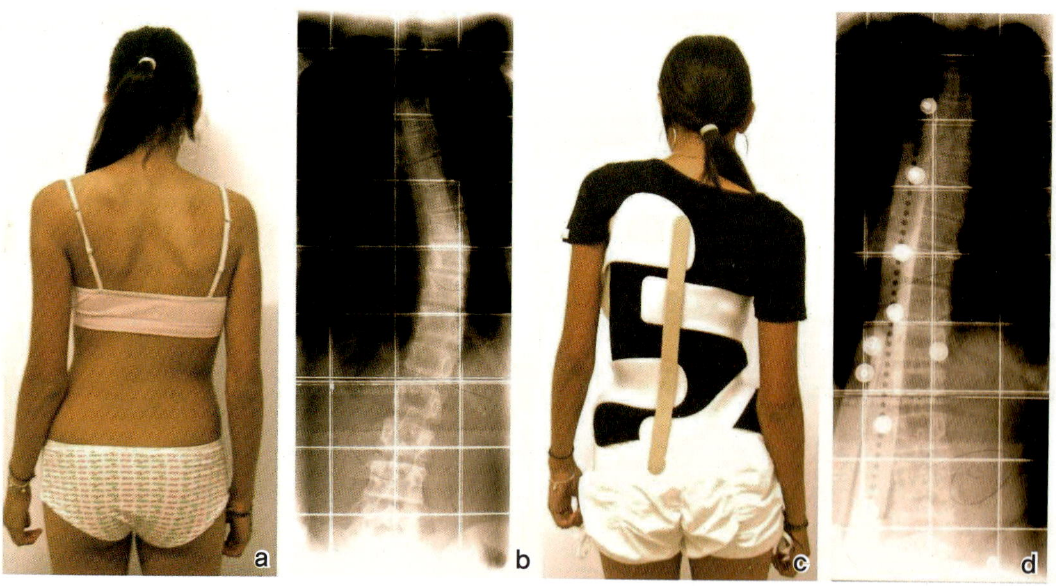

그림 5.15 체뉴 경량 보조기[d]로 약 40도 흉추만곡이 과잉 교정된 상태. 보조기를 착용한 환자의 그림에서 보조기의 거울 효과 또한 보인다[a와 c 비교].

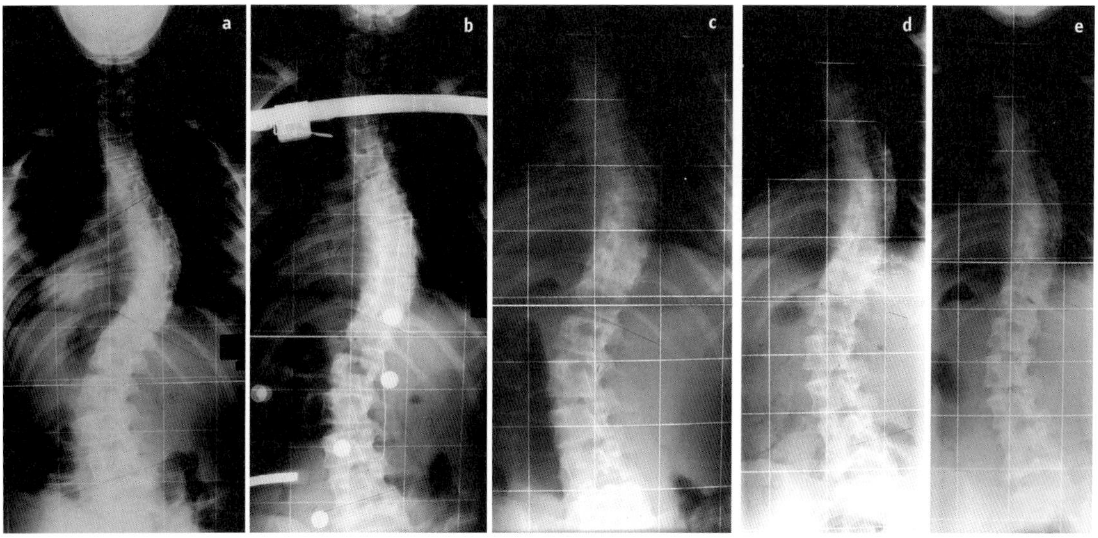

그림 5.16 a~e: 1995년 12월에 질적으로 부족한 초기 치료로 인해, 62도로 흉추의 만곡이 진행된 13세 소녀(a). 1996년 1월, 새로운 보조기를 통해 46도로 교정(b). 47도/40도 (1998년 2월, c); 45도/40도 (보조기 착용 중단 후, 2001년 4월, d); 41도/37도 (보조기 착용 중단 20개월이 지난 후, 2002년 11월, e). 보조기 착용 중단 후 6년이 지난 2007년에도 상태는 안정적이고, 환자는 미용사로서 자신의 직장으로 돌아갔다. 그녀는 외관적으로 문제가 없음을 느낀다.

그러나 평균적인 교정 효과는 더 뚜렷한 경직성을 띤 만곡에 대해서도 현저하게 개선될 수 있다. 따라서 완성도가 높고 적합한 보조기는 보통 교정 효과가 미미할 때 효과를 보이며, 대체적으로 환자의 만곡 증가를 멈출 수 있다. 60도 이상의 만곡은 드물게 50%까지 교정될 수 있다. 더 큰 만곡에서 40% 이하의 교정은 어떤 환자에게는[*그림 5.16 a~e*] 지속적인 만곡 교정으로 이어지므로,[15] 각도로 나타난 확실한 교정이 최소 교정보다는 예후를 확립하는 데 더 적합하지 않을 수 있다는 점을 고려해야 한다. 경험상, 50도 이상의 만곡이 진행되는 것을 멈추기 위해선, 적어도 15도의 교정 효과를 보아야 한다. 우리는 20도 이상의 교정 효과를 보았고, 50도 이상의 만곡을 완전히 교정하였다.

보조기로 치료하는 과정에서, 해결해야 할 문제들이 보통의 정형외과적 혹은 기술 외과적 훈련으로 항상 덮어지는 것은 아니다. 치료가 필요한 측만증은 정형외과적 측면에서 희귀한 것이기 때문에, 측만증의 보존적 치료는 해당 분야의 경력, 적당한 수의 환자, 그리고 이 분야에 상응하는 훈련을 충분히 한 치료팀들에 의해서만 이루어져야 한다.

15 Weiß HR (2007) Differentialindikation der Rumpforthesen in der Skoliosebehandlung, MOT 127.

X-ray 상의 교정/외형적 교정

성공적인 치료를 위해서는 보조기의 교정 효과와 더불어 환자들의 협력이 필수적이다. 우리가 X-ray로 치료 효과를 측정하고, 치료가 성공했는지 판단하기 위해 콥 각도를 사용하는 한, 전체적인 치료 결과를 오판하게 될 것이다. 콥 각도가 중요한 측정 변수인 것은 사실이지만, 3차원적 변화 혹은 외형적인 개선에 관해 아무것도 밝혀 주지 못한다.

Appelgren과 Willner(1990)의 연구에서 알려진 바와 같이, 많은 보조기가 전형적으로 흉추측만증과 관련된 편평등을 더 악화시키는 경향이 있으므로, 환자는 때때로 후유증을 유발할지도 모르는 인체의 기능적 장애라는 위험에 처하게 된다.

세밀한 방식에 따라 만들어진 현재 보조기의 변형들에서, 주된 관심사는 - 측면 이탈의 교정을 제외하고 - 측면(시상면)상 정상적 척추만곡으로의 회복이다. 흉추부위의 후만적인 요소와 요추부위의 전만적인 요소를 회복시킬 수 있어야 한다는 관

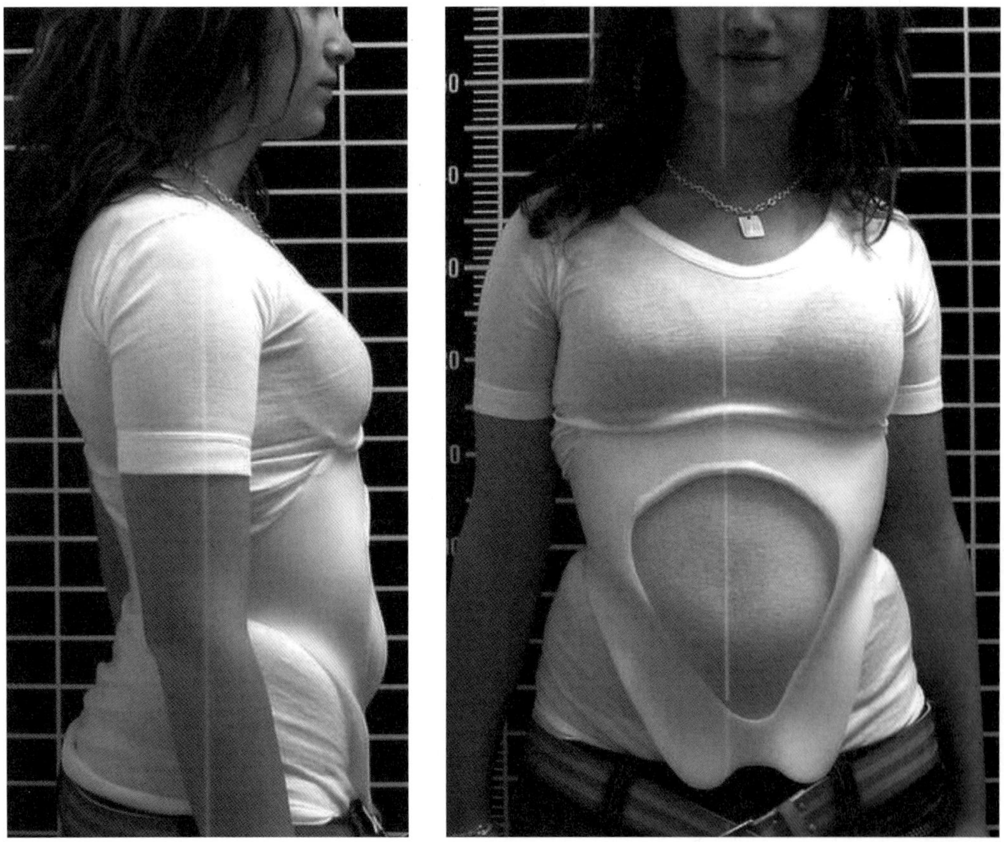

그림 5.17 a와 b: 정면에서[a], 그리고 측면에서[b] 보이는 physio-logic 보조기

점이 모형 제작 기술의 출발점이다. 보조기는 이와 같은 형태로 제공되어야 한다. 흉부의 후만곡을 가능케 하는 기술적인 압력 분배는 흉부에서 외관적으로 결함을 드러내지 않으면서 정면(관상면)상을 성공적으로 회복시킬 수도 있다.

좋은 보조기가 흉추후만의 회복을 가능케 한다. 요추측만증을 치료할 때, 요추전만은 이와 같은 방식으로 회복되어야 한다. 그래야 요추전만을 감소시킬 수 있다.

최근의 과학적 발견에 따르면, 척추측만증에서 평평한 측면상의 교정은 측면 변형과 척추 회전에 긍정적인 영향을 미친다. 이러한 치료 원칙은 요추측만증[*그림 5.17 a와 b*]을 교정할 수 있는 physio-logic 보조기로 구체화되었다. 이 보조기는 합병증과 환자의 비협조로 인해 정상적인 보조기 치료가 불가능할 때 사용될 수 있다. 주 급성장기 동안의 장기적인 결과들을 현재 알 수 없고, 위에 언급된 바와 같이 치료가 불가능할 때 이 보조기가 추천된다. 그러나 통증과 같은 후유증을 가진 성인 환자들에게 이 보조기의 중기적 효과는 이미 증명되었다[*그림 5.18 a와 b*]. 이

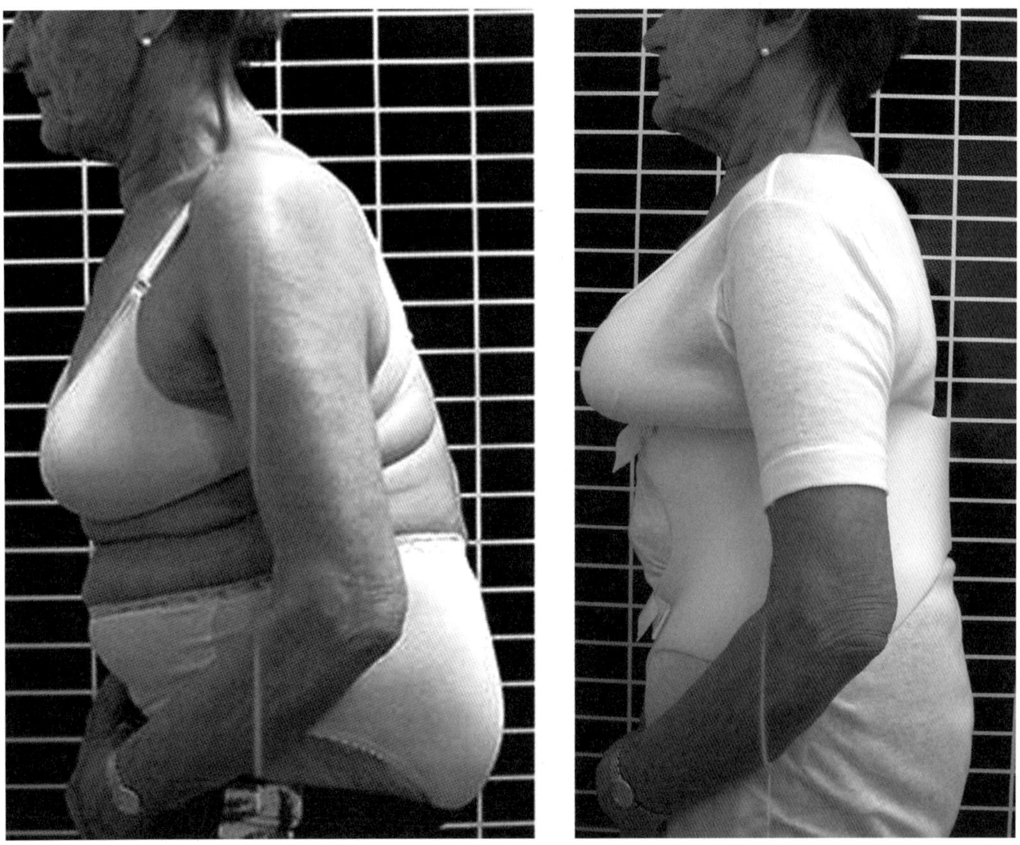

그림 5.18 a와 b: 심한 흉요추측만증과 만성적 요통을 가진 여성 환자의 통증을 치료하기 위해 사용된 1세대 physio-logic 보조기. 교정 효과가 눈에 띈다.

보조기를 사용하기 전에, 동작 테스트를 통해 이와 같은 치료 원칙이 효과가 있는지 없는지 보조기의 효과에 대한 모의실험을 할 수 있다.[16]

보조기 치료와 관련된 심리적 문제들

급성장기에 하루 23시간 보조기를 착용하는 것은 삶의 질을 상당히 떨어뜨린다. 실제로 많은 환자들이 보조기 착용에 의욕적이지 못한 것은 이 때문이다. 질적인 면에서 환자들을 불안하게 만드는 것이 있다면, 환자들은 결국 치료에 참여하지 않을 것이다. 치료 중인 소녀들은 종종 자신의 보조기를 보여주는 걸 부끄러워한다. 따라서, 그들의 착용 시간은 불행히도 최대 16시간밖에 이르지 못하는데, 이는 주 급성장기 동안 교정 효과를 보기에 충분하지 않은 시간이다.

그러나 특히 부모들이 그들의 감정을 통제하고 문제에 침착하게 대처해 나간다면, 그녀들은 이해 및 공감하게 되어 착용 시간을 늘릴 수 있다. 상황은 종종 부모들을 불안하게 만든다. 게다가, 대체로 부모들은 문제의 발생 원인을 파악하지 못했다는 죄책감에 시달려, 아이들을 위한 최고의 방법을 가급적 빨리 찾으려 애를 쓴다. 그들은 인터넷을 포함하여 사방팔방으로 수소문한다. 가치 있고 성공적인 분야에서 새로운 역할을 발견한 자칭 전문가인 환자들은 이와 같은 상황을 더욱 불확실하게 만든다. 불행히도, 이러한 상황들로 인해 좋은 보조기는 새로운 보조기로 대체되고, 도움이 되는 충고는 비전문적인 '2차 소견'에 밀리곤 한다.

의사를 결정할 때 아이들과 부모들이 받는 정신적 스트레스는 심리적 지원 없이는 결코 해소될 수 없다. 몇몇 경우에만 걱정과 자책이 정당화된다. 그러한 심리는 결정에 이르기 위한 디딤돌이 아니고, 최고의 치료를 불가능하게 한다.

보조기 치료가 환자에게 있어서 삶의 질을 조정한다는 사실은 분명하다. 따라서, 삶의 질에 대한 불만족이 성공적인 치료(수술 없이, 치료받은 모든 환자를 만족시키는 치료)로 보상된다는 점이 기정사실화될 때까지, 전문가들은 최신의 기술적 진보를 이용하고, 보조기 치료를 더욱 발전시켜야 한다.

5.2.2 보조기를 착용하는 방법 배우기

착용감을 개선시키기 위해 시험적으로 착용하거나 변화를 주면, 주 급성장기 동안 가급적 지속적으로 입을 수 있다. 보조기로 인한 압박을 줄이기 위해서는, 보통

16 Weiss HR: Das "Sagittal Realignment Brace" (physio-logic® brace) in der Behandlung von erwachsenen Skoliosepatienten mit chronifiziertem Rückenschmerz (MOT 2005; 125: 45– 54).

15~20분 동안 보조기의 잠금을 풀고, 이후에 다시 조이면 된다. 이러한 휴식 시간은 피부를 회복시켜, 첫날 20시간 이상 착용해도 몸이 견딜 수 있게 한다. 일반적으로 약 1주일 착용하고 나면, 곧바로 23시간 착용이 가능하다. 그러나 보조기를 풀타임으로 착용하기 시작할 때 잠에 들기 어렵다면, 야간에 보조기를 다시 착용하기 전에 3일 정도 대기할 것을 권한다. 그렇게 하지 않으면, 밤마다 보조기를 반복적으로 착용하게 되어 수면이 부족하게 되고, 이로 인해 건강에 악영향을 끼칠 수 있다.

환자들이 보조기 착용에 익숙해지면, 환자들의 모든 불평을 신중히 받아들여야 한다. 이는 문제부위를 인지하고 제거하는 것이 매우 중요함을 의미한다. 보조기 착용이 끝날 즈음 여전히 느껴지는 유일한 압박이 꼭 필요한 압통점들에서 일어나기 때문이다.

압력 패드가 주요 압력 부분의 넓은 피부부위을 덮는다면, 육체적 장애를 최소화하는 등 좋은 교정 효과를 낼 것이다. 보조기의 압력 지점에 간격(공간)이 없으면, 통증이 발생한다. 일반적으로 간격이 부족하면 보조기가 몸통을 조여서 견딜 수가 없다. 이와 같은 문제는 압력을 줄이는 것이 아니라(압력을 줄이면 교정 효과가 떨어진다), 간격이 부족한 부분을 잘 조절함으로써 해결될 수 있다. 불행하게도 간격을 조절하면 보조기의 부피는 커지지만, 최선의 효과를 이끌어 낼 수 있다. 보조기의 모든 결함이 제거된 후에도 여전히 통증이 있다면, 환자를 세심하게 다시 검사할 필요가 있다. 환자에 따라, 늑골막이(rib blocking)가 보조기를 견디기 어렵게 만들 수도 있다. 그러한 경우에는, 기능적 문제로 야기된 통증을 없애기 위해 물리 치료, 도수치료, 혹은 카이로프랙틱까지 시도되어야 한다. 늑골척추관절에 염증이 있다면, 약물 치료와 마사지, 온욕, 전기 치료 혹은 휴식이 처방될 수 있다.

또한, 광범위한 정보와 모든 질문에 대한 대답이 제공될 때 보조기 착용에 익숙해진다. 환자들은 종종 부모들과 함께 진찰하러 온다. 상담과 검사 과정에서 부모들이 감정적으로 반응하는 경향을 보인다면, 주치의는 그들과 먼저 상담하고 마음을 진정시키는 방식으로 문제를 제기하는 것이 바람직하다. 대부분 부모들이 감정적으로 대응하면, 아이들은 그들에게 필요한 보조기를 거부하거나 그것을 공포의 대상으로 여긴다. 동시에, 주치의는 자기 자신을 과신하지 말아야 하고, 아이로 하여금 가급적 스스로 의사를 결정하게 한다. 의사가 환자를 이해하고 있음을 보여 주고, 많은 정보를 제공하는 것은 보통 10세 이하의 아이들에게 개인적인 책임감을 일깨워 주기에 충분하다. 이는 치료 과정에 도움을 준다. 지나치게 열성적인 부모들은 하루에 여러 번 자녀들을 꾸짖는데, 이를 막아야 한다. 왜냐하면 인격이 형성되는 이 시기에 책망은 반발심을 불러일으켜, 자칫 보조기를 거부하게 만들 수 있기 때문이다. 따라서,

아이가 노골적으로 보조기를 거부했을 때, 14일 이내로 보조기 착용에 익숙하게 만들어야 한다.

보조기 착용 초기에는, 피부의 압력부위를 솔로 털어 내고 알코올로 닦아 준다. 일반적으로 크림류는 피부를 부드럽게 하여 압력에 저항하는 힘을 약화시키므로, 피해야 한다.

그러나 체뉴-겐싱언 보조기와 같은 최신 보조기들은 60도 이상의 만곡을 치료할 때나 위와 같이 피부 관리가 권해질 정도로, 이미 표준화되고 미세하게 조정되어 있다. 이는 정상적인 범위 내에서는 더 이상 피부가 자극되지 않기 때문이다. 그러나 보조기 치료 초기에 보이는 피부의 붉어짐은 정상적인 현상이다.

5.2.3 치료 기간과 보조기 벗기

치료 기간은 크게 다를 수 있다. 보조기를 착용하고 나서 비교적 작은 만곡 각도를 완전히 교정하거나 과잉 교정하는 경우에는, 월경이 시작된 후에 보조기를 벗기 시작한다 - 반대 방향으로 현저한 만곡이 뒤따르기 전에. 반면, 완전히 교정되지 않고 더욱 현저한 측만증의 만곡들(40도 이상)에 대해서는, 가급적 오랫동안 보조기를 착용해야 한다. 소녀들은 거의 15~16세에 보조기를 벗는다. 그러나 오래 착용할수록 더 양호한(외관적인) 결과를 얻을 수 있다. 이는 아마도 X-ray 상에서 성장판이 닫힌 것을 확인한 후에도 2년 이상 척추가 여전히 부분적으로 성장하고 있기 때문이다. 그러므로 16세에 보조기를 벗기 시작하지만, 더욱 현저한 만곡에 대해서는 성숙 정도에 따라 18~20세까지 이 과정을 지속한다.

온종일 보조기를 착용했을 경우에는 체육 시간에 벗을 수 있다. 그러나 착용 시간이 불필요하게 줄어들지 않도록 운동 후에는 곧바로 다시 착용해야 한다. 경쟁적인 운동은 척추가 심하게 움직일 수 있기 때문에, 보조기를 착용한 측만증 환자는 대부분 경쟁적인 운동을 피해야 한다. 그러나 개별적인 경우에 따라서는 경쟁적인 운동이 금지되지 않을 수도 있다(예- 수영).

체육 시간에 측만증 환자들은 종종 불이익을 받는다. 이는 보조기를 착용하는 아이들과 청소년들에게 특히 그렇다. 1988년 독일 연방 교육 및 예술 장관들의 회의 결과에 따르면, 체육 시간 동안 보여주는 성실함과 헌신이, 수행 능력 대신에 평가될 수 있다. 불행히도, 의료적인 이유로 체육 활동의 상대 평가가 불가능할 때에는 소용이 없다.

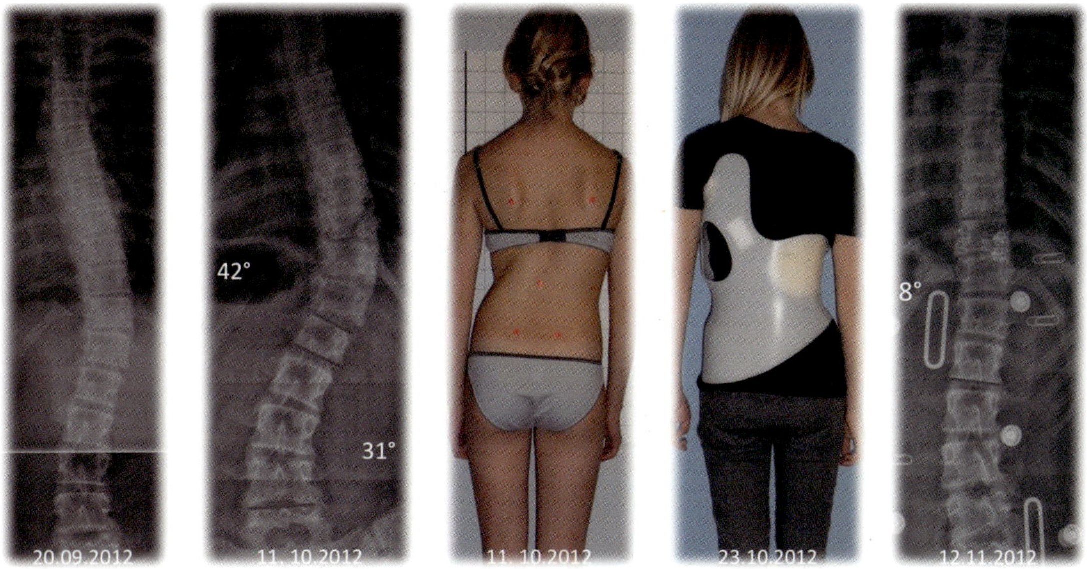

그림 5.19 보조기 치료 이전 단기간에 광범위한 진행을 보인 환자를 최소한의 방사능 노출로 찍은 X-rays. 주요 부분이 또렷하게 보이고 노출 시간이 감소된 이 소녀에게서 뼈조직의 구조체가 보임.

보조기를 착용할 때 통증, 저림, 혹은 구역질 및 호흡곤란과 같은 문제가 발생하면, 정형외과 의사에게 진찰받아야 한다. 그러면 의사는 증상의 원인을 밝혀 줄 검사를 시행할 것이다. 보조기의 기술적 문제들(잠금장치가 떨어짐, 금이 감)은 정형외과 기술자가 직접 보아야 한다.

신체검사를 위해 X-ray를 찍게 되면 일정량의 방사능에 노출된다. 날씬한 사람의 경우, 보조기를 입은 채로 노출 시간이 반으로 감소된 X-ray를 찍음으로써 노출되는 방사능의 양을 반으로 줄일 수 있다. 뼈 구조의 모든 부분을 상세하게 인식할 수 있다면, 아주 마른 아이의 만곡 각도를 측정할 때에도, X-ray의 효용은 여전히 유효하다[*그림 5.19*]. 만곡 부분에 방사선조사영역을 맞추는 것도 노출되는 방사능의 양을 상당히 줄일 수 있다.[17]

몸통근육이 보조기가 없는 상태에 익숙하게 만드려면, 치료 말기에 보조기를 점차적으로 벗어야 한다. 처음 3개월 동안은 하루에 3~4시간으로 착용 시간을 줄이고, 마지막 6개월 동안은 밤에만 보조기를 착용하도록 한다.

---

17 H R Weiss, S Seibel (2013) Region of Interest (ROI) in the radiological follow-up of patients with scoliosis. Hard Tissue, June 1; 2(4):33

5.2.4 자주 하는 질문들 - 보조기 착용으로 환자들은 무엇을 기대하는가?

측만증 환자에게 보조기 치료는 오랫동안 삶의 질을 저하시키는 요인이므로, 큰 도전으로 여겨질 수 있다. 보조기 치료의 이러한 과업을 완수하기 위해, 환자는 치료의 현실적 목표뿐만 아니라 척추기형 자체에서 야기되는 문제들에 관해서 숙지하고 있어야 한다. 이러한 전제 조건 하에서 환자는 보조기 치료에 대해 직접 결정하고, 치료에 대한 책임을 질 수 있다.

이 장의 목적은 보조기 치료와 관련된 가장 중요한 문제들을 다루는 것이다. 보조기 치료의 이러한 문제들을 다룸으로써 측만증 환자를 치료하는 전문가들에게 도움이 될 것이다. 한편, 현재 인터넷 매체에서는 부적절하고 비과학적인 주장들과 문구들이 넘쳐나므로, 이 문제를 다룰 필요가 있다.

예를 들면, 사람들이 "좋은 보조기는 고통스러워야 한다."라고 말할 때 환자와 그 가족들의 두려움을 최소화해야 한다. 이는 단언하건대 사실이 아니다. 그럼에도 불구하고 여전히 인터넷의 많은 출판물에서는 이와 같이 주장한다.

또한, 보조기 교정의 확률에 관한 문제들은 단순한 숫자로 축소될 수 없다. 50% 이하의 보조기 교정으로도 좋은 결과를 얻을 수 있지만, 그리하면 환자와 부모들에게 의문을 일으킨다. 그러나 만곡이 훨씬 더 크게 교정되기 쉬울 때 진정한 전문가라면 50%의 교정에 만족하지 않을 것이다.

그러므로 이 문제를 잘 구분하여 환자와 부모들을 성공의 길로 똑바르게 안내하는 것이 현명할 것이다.

보조기를 착용할 수 없다면 최선의 보조기로 교정하려 해봤자 아무 소용이 없다. 아래는 보존적 측만증 전문가의 작업에서 매일 발생하는 문제들을 짧게 목록화한 것이고, 과학적 증거에 입각한 적절한 답변들이다.

1. 보조기 치료가 고통스러운가?

좋은 보조기는 가급적 통증 없이 측만 변형을 교정한다. 압축력을 가하지 않고, 교정운동을 위한 공간이 있을 때만 실질적으로 교정할 수 있다.

압축 보조기는 만족스러운 교정 효과를 나타낼 때도 있으나, 통증 때문에 보조기를 착용할 수 없다면, 이 교정은 무의미하다. 측만증 환자들 중에서 특별히 표본을 추출하여 이들에게서 압축 보조기의 사용을 조사한 스튜트가르트(독일)의 미발표 연구에서, 훌륭한 보조기 교정을 볼 수 있다. 그러나 환자들이 그 보조기를 착용할 수 없었기 때문에 환자의 50%가 그 연구에서 빠졌다. 결국 이 연구는 무의미해졌다 [*그림 5.20*].

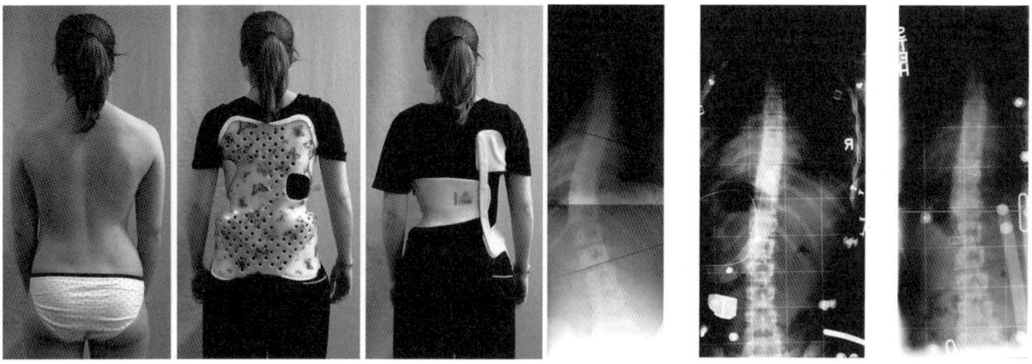

그림 5.20 통증으로 착용할 수 없었던 압축 보조기의 훌륭한 교정 효과. 체뉴 경량 보조기가 같은 각도로 교정하였고 하루 23시간 입을 수 있었음, 오른쪽[Scoliosis 2010, 5:19 참조].

2. 최고 수준의 보조기를 사용하면 보조기 교정은 항상 50% 이상으로 성공할 수 있는가?

보조기 교정은 여러 요인에 따라 결과가 다르기 때문에, 이 질문의 대답은 분명히 '아니오'이다.

환자 특성 요인들:

- *만곡 형태*
- *환자 나이*
- *만곡 경직도*
- *환자의 역량*
- *치료의 준수*

보조기 특성 요인들:

- *형태의 특별함*
- *몸통 부분의 움직임*
- *정확한 맞춤*

이중(삼중) 만곡 형태는 단일 만곡 형태보다 훨씬 더 교정이 덜 된다. 비슷한 콥 각도와 만곡 형태를 가지고, 같은 보조기 모델을 착용한 두 소녀를 비교하면, 16세 소녀의 만곡보다 11세 소녀의 만곡이 더 쉽게 교정될 수 있다.

최근의 과학적 지식에 따르면, 보조기 교정은 15도 이상 되어야 한다. 그러나, 경직된 만곡은 이러한 교정이 항상 가능해 보이지는 않는다[*그림 5.21-5.24*]. 그렇지만, 전문가라면 보조기의 낮은 교정 결과를 즉각 받아들이지 않을 것이다. 보조기

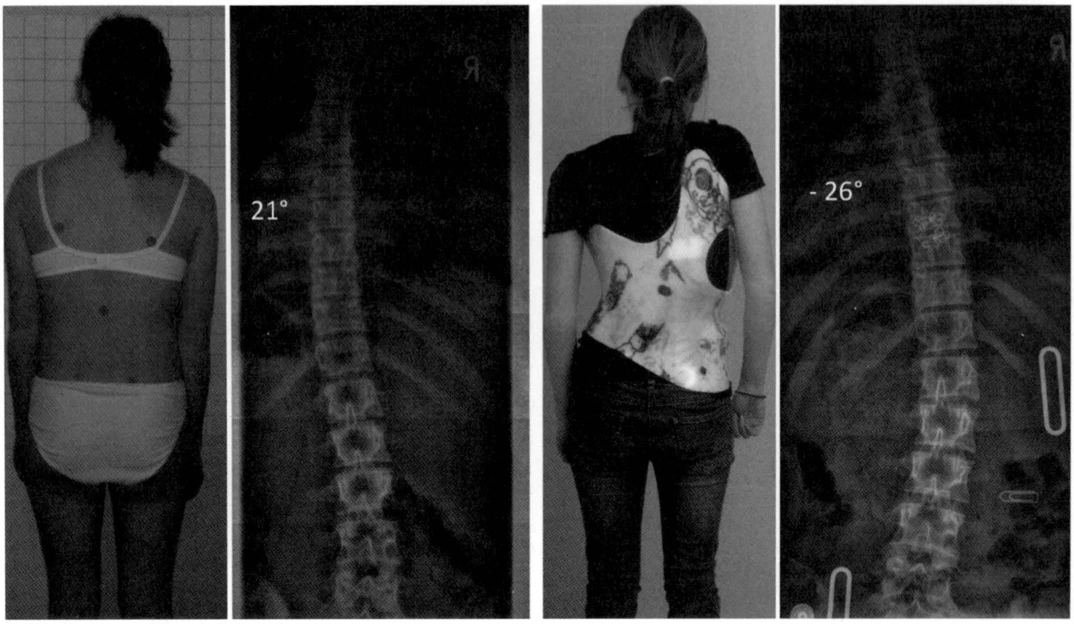

그림 5.21 작은 만곡을 가진 조숙한 소녀의 과잉 교정. 치료를 잘 준수하여 다음 검사에서 만곡이 20도 이하로 감소했다면, 비록 월경이 아직 시작되지 않았더라도[*그림 5.6*], 부분적 착용(12-16 시간)이 가능할 것이다. 그러므로 최선의 교정은 가급적 짧은 치료 기간을 수반한다[Scoliosis 2010, 5:22].

제작 시 만곡 형태가 정확히 반영되지 않으면 보조기 교정의 부족함이 만곡의 경직도로 설명될 수 없다. 교정의 부족함이 만곡의 경직도 때문일 수 있는 것은, 보조기가 최신식 표준으로 고안되었고 더 맞게 고쳤는데도 보조기 교정이 증가하지 않을 때만 그렇다. 그러나 경험이 많은 전문가만이 이러한 사실들을 분간할 수 있을 것이다.

3. 20도 만곡의 경우 보조기를 착용해야 하나요?

이 질문은 환자에 대한 더 많은 사실과 정보가 고려될 때만 답할 수 있다. 7세 아이는 보통 아직 사춘기의 폭발적인 성장기에 도달하지 않았기 때문에[*그림 5.25*], 아직 보조기가 필요하지 않거나 야간 보조기만 사용하면 된다. 보통 20도 만곡을 가진 16세 소녀는 더 이상 성장하지 않기 때문에 더 이상 치료하지 않아도 된다.

그러나 최근의 지식에 따르면, 20도의 11세 소녀는 23시간 보조기를 착용해야 한다. 왜냐하면 사춘기의 폭발적인 성장기에 있는 그녀는 진행의 위험이 80% 이상이고 비교적 쉽게 교정될 수 있기 때문이다[*그림 5.21과 5.22*].

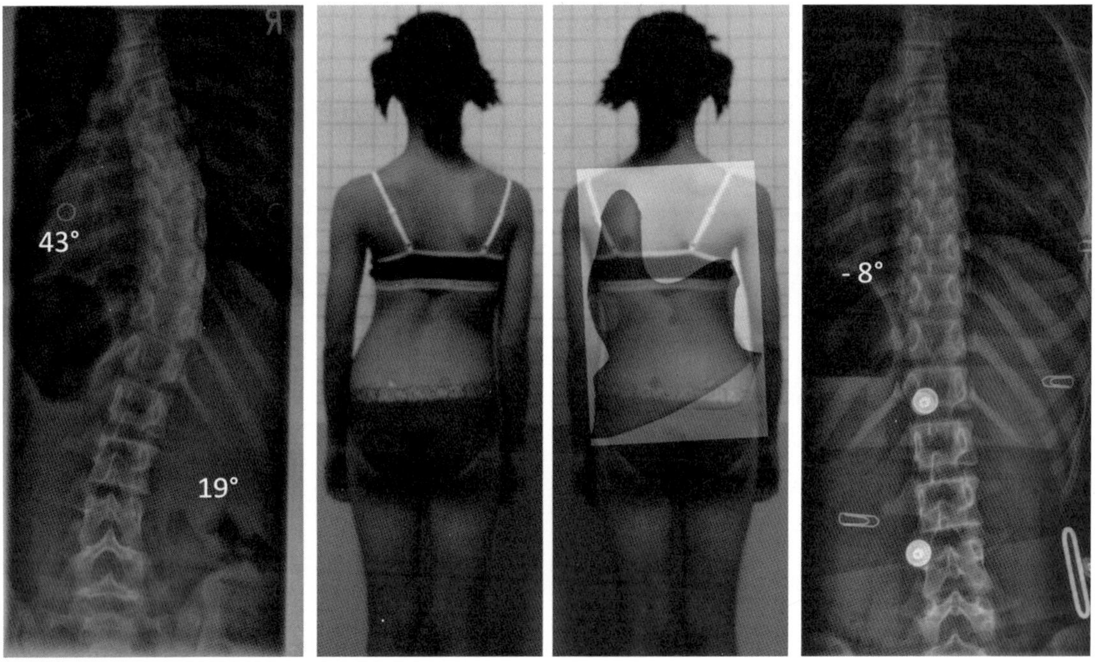

그림 5.22 40도 이상 만곡의 과잉 교정. 이 교정은 훌륭한 결과가 예상된다. 3CH 체뉴-겐싱언 보조기를 착용한 채로 오른쪽 X-ray의 보조기 모델와 마찬가지로, CAD 기획을 중앙에서 볼 수 있다[Scoliosis 2010, 5:22].

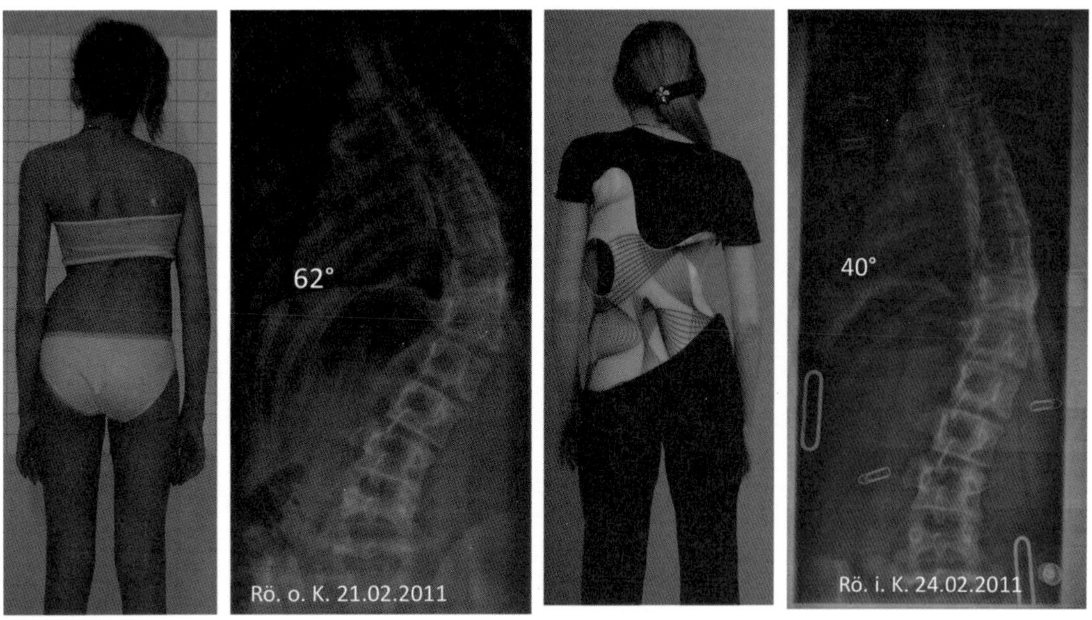

그림 5.23 극심하고 뻣뻣한 만곡에 대한 훌륭한 재보정. 거울 효과가 보인다. 적어도 외형이 현저히 개선될 것이다[Scoliosis 2010, 5:22].

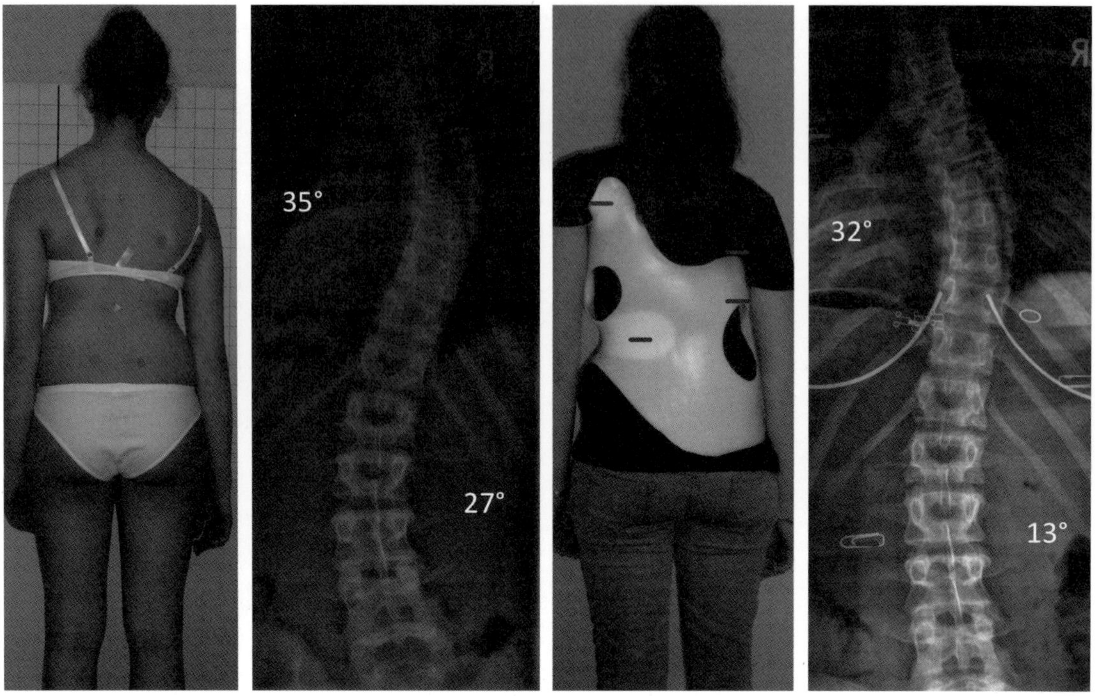

그림 5.24 요추부위에서 원래의 주만곡이 훌륭하게 교정됨. 첫 번째 보조기로는 마지막 성장기 동안 흉추만곡이 진행되었다. 그 후 우리 병원에서 치료를 계속하였지만 현재 15세인 이 소녀는 만곡이 바로 고쳐지지 않았다. 보조기는 더 이상 개선시킬 수 없었다[Scoliosis 2010, 5:22].

환자가 양호하게 교정될 수 있는 초기 단계에 보조기를 착용 한다면, 6개월의 보조기 치료 후에 만곡이 15도 이하일 경우 보조기의 착용 시간을 줄일 수 있다. 그러나 더 큰 만곡 각도를 가진 성인 환자에게는 그렇게 쉽게 착용 시간이 감소될 수 없을 것이다[*그림 5.23과 5.24*].

특히 콥 각도와 비교해서 큰 변형이 있을 경우(큰 회전, 측면 변형)와 사춘기에 15도 이상의 각도를 가진 경우에는, 성장하는 동안 부분적으로라도 보조기를 착용해야 한다. 아무런 치료도 하지 않으면, 몸통의 변형으로 인해 구조적 협력의 감소뿐만 아니라 나쁜 예후가 나타날 수 있다.

4. 성공적인 보조기 치료란 무엇이라고 할 수 있는가?

진행될 가능성이 높은 만곡이 성장이 끝날 때까지 오차 한도(+/−5도) 내에서 안정적으로 유지될 때, 이를 성공적인 보조기 치료라고 할 수 있다. 보스톤 보조기는 성공률이 70%, 구 체뉴 보조기(1999년 표준)는 80%이다.

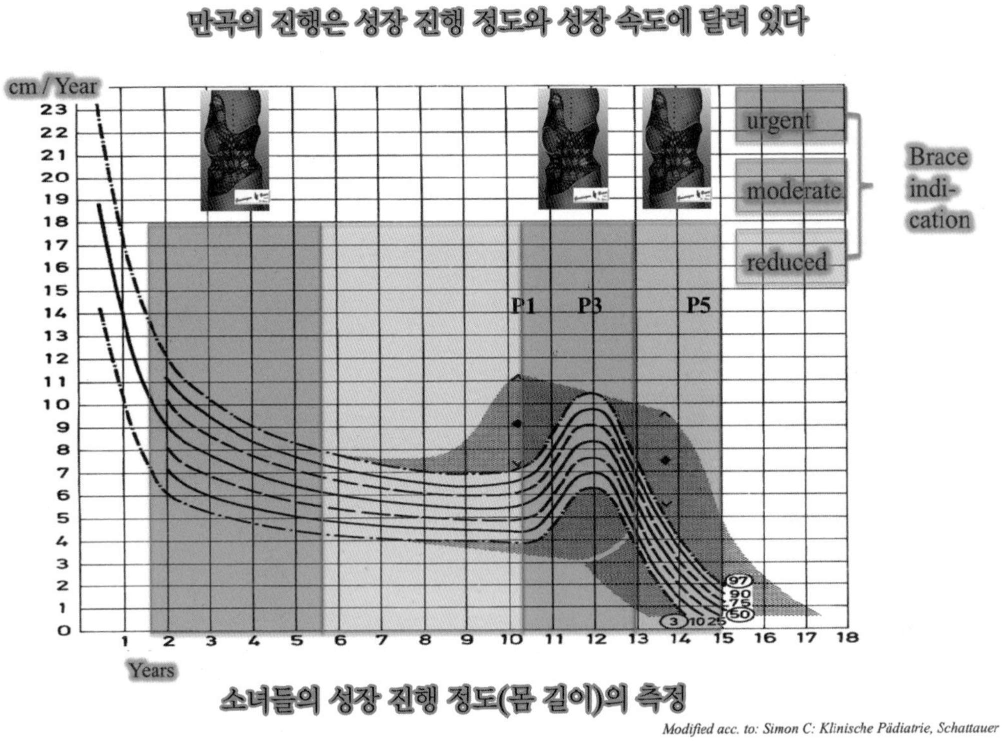

그림 5.25 소녀들의 성장 곡선: 6세~성숙의 첫 징후가 나타날 때, 보통 만곡은 크게 증가하지 않는다. 성숙의 첫 징후가 나타나면[P1], 만곡의 큰 증가를 항상 고려해야 한다. 그러므로 만곡의 심각도에 따라, 그에 맞는 보조기 치료가 필요할 것이다. 왜냐하면 만곡의 큰 증가가 주 성숙기 동안 몇 주 안에 일어날 수 있기 때문이다.

최근의 발행물에 따르면, CAD/CAM 체뉴 보조기(겐싱언 표준)의 성공률은 95% 이상이고, 20에서 40도 사이의 만곡에서는 남은 성장기 동안 종일 착용했을 때 만곡과 변형이 최종적으로 교정될 수 있다고 한다[*그림 5.26-5.28*].

또한 비교적 성숙하여 성장 가능성이 거의 없는 환자도 최신의 표준 보조기를 착용하면, 외형적으로 개선(예. 몸통의 재구성)될 수 있다. 외형적으로 개선된 환자는 외형 변형으로 인한 스트레스가 상당히 줄어, 수술받으려는 생각도 덜 하게 된다.

불행히도 최선의 보조기로 치료하는 환자도 그만둘 수 있다. 성장역학은 예견할 수 없고, 처음에 정확히 맞춰진 보조기도 환자의 성장으로 인해 검사에 매우 적합하지 않을 수 있다. 혹은 검사 시에 보조기를 그대로 두거나 3개월간 약간 교정하기로 결정하고 나서 환자가 급격하게 성장할 때, 급격한 성장과 예견되지 않은 성장 시기(틀린 시기에 성장 피크) 때문에 드물게 만곡이 커질 수 있다. 이러한 사항은 성공적

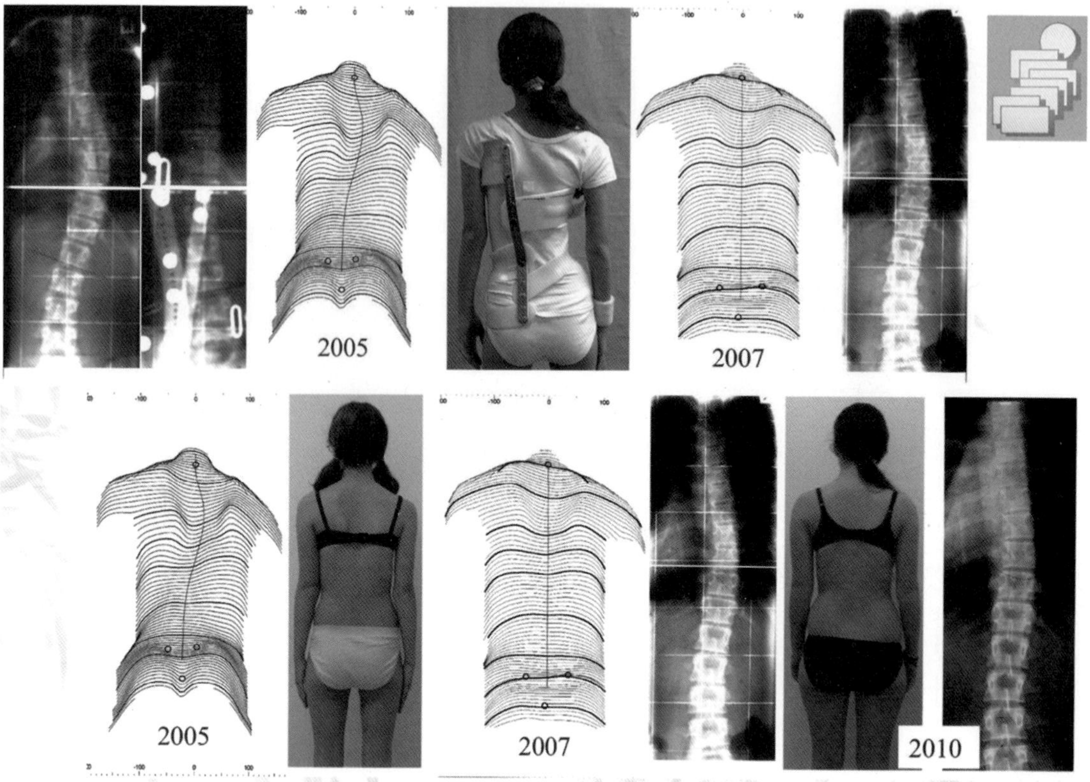

그림 5.26 체뉴 보조기를 착용한 전체 성장기의 기록: 38도에서 −14도로 교정, 2년 후의 중간 결과에서는 19도, 보조기를 벗고 나서 18개월 후의 마지막 결과에서는 14도. 이러한 경우에는, 임상적이고 방사능학적으로 교정될 수 있었다[Scoliosis 2010, 5:19].

인 보조기 치료를 하는 데 있어서 어려움을 준다. 그러나 대부분 비용 때문에 보조기를 자주 교체할 수가 없다.

끝으로, X-ray에서 보이는 바와 같이 최종적인 큰 교정은, 아직 성장 중이고 23시간 착용한 환자에게서만 달성될 수 있다. 더 성숙한 경우(소녀 14세, 소년 16세)는 만곡의 진행이 쉽게 중단될 수 있고, 임상적(외형적)인 개선이 가능하다. 그러나 수술 후의 개선처럼, 보조기를 통한 개선이 장기적으로 안정적인 것인지는 아직까지 증명되지 않았다.

40도 이상의 만곡인 경우에는 보조기를 벗은 후에 보이는 크고 안정적인 개선이 5년간 유지되기는 어려운 것으로 보인다. 그러나, 최근 CAD/CAM을 근간으로 체뉴 보조기의 변형[*그림 5.29*]을 사용하여, 대부분 진행을 멈출 수 있다.

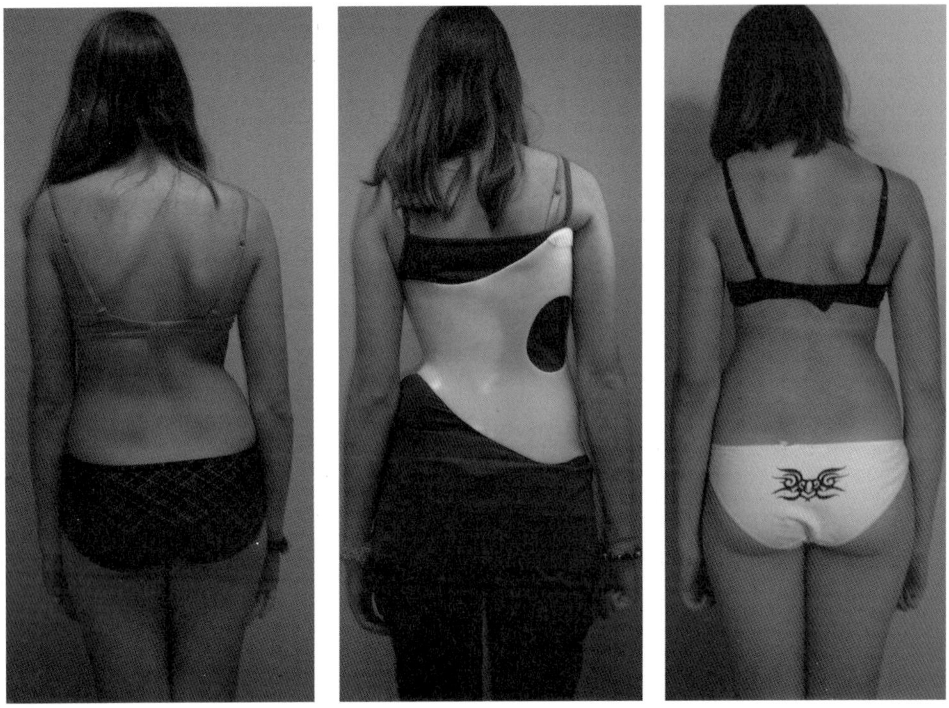

그림 5.27 6주 착용 후의 임상적 개선[Scoliosis 2010, 5:22].

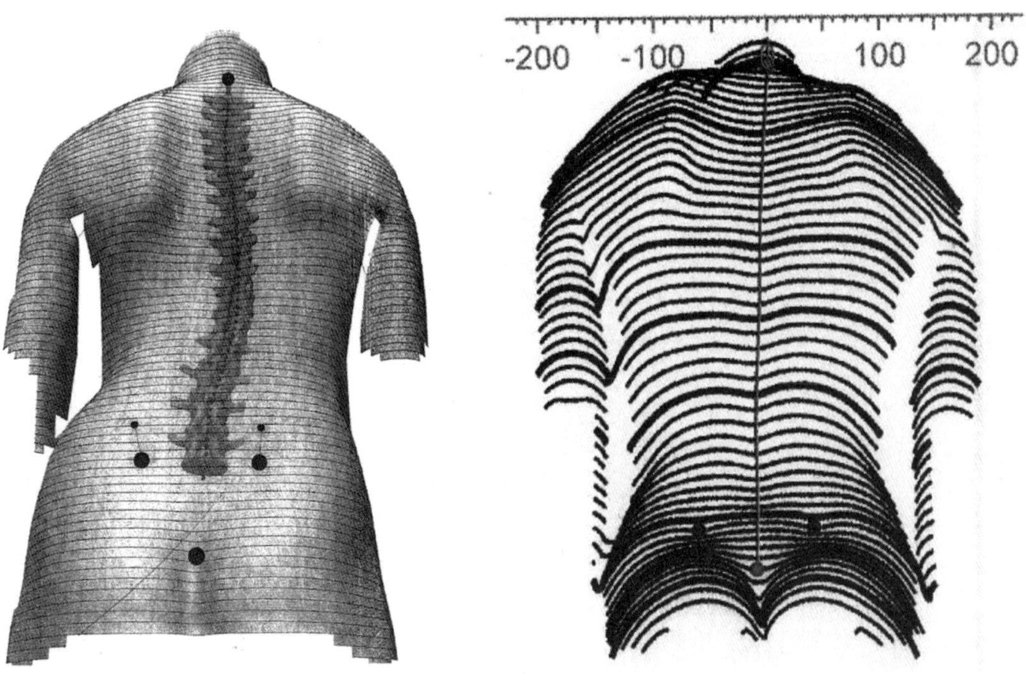

그림 5.28 표면을 복원시켜 1년 이내의 임상적 개선(2개의 다른 시스템을 사용: formetric 3D/4D)을 나타냄. 심각하고 외형적으로 불안한, 보상기전상실이 제거될 수 있었다.

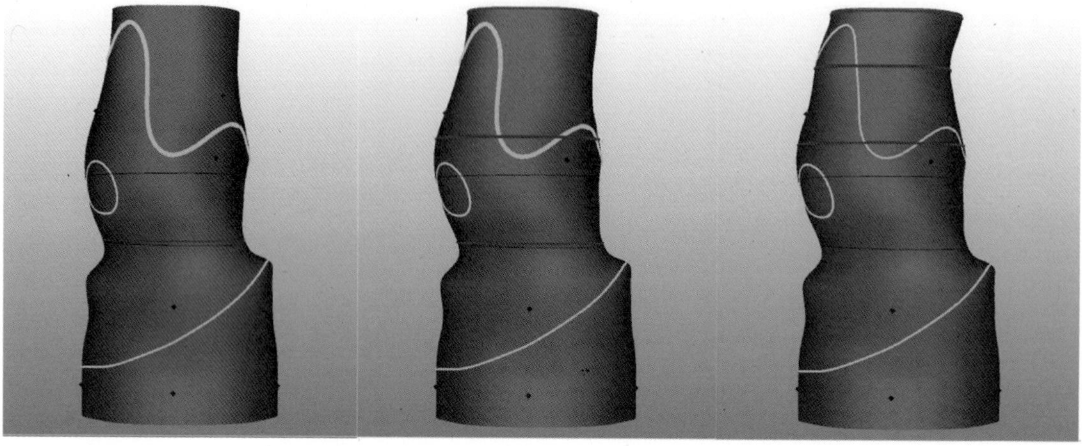

그림 5.29 왼쪽: 3-곡선 측만증[*그림 5.22와 5.23*] 치료를 위한 '체뉴-겐싱rps 보조기' V1.05의 컴퓨터 모델. **중앙:** 왼쪽 이동의 증가(측면 이동). 이러한 변화로 왼쪽의 중앙 그림에서 뚜렷한 '덩어리'가 보인다. **오른쪽:** 몸 상부를 똑바르게 함으로써(이 부분을 왼쪽으로 이동하기), 비교적 덩어리는 더 작아진다. 그러나 그 이동은 그대로 놔둘 수 있다. 이것은 미래에 보조기가 어떻게 더 발전할 수 있는지 본보기가 될 것이다. 컴퓨터 상에서 보조기 형태 중 이러한 종류에 대한 문제를 해결하고 최종적으로 그것들을 제거하는 것은 매우 간단하다. 이것은 교정 효과에 도움을 줄뿐 아니라, 동시에 좋은 착용감을 보장한다. '체뉴-겐싱언 보조기' V2.03까지 보조기의 표본은 완전히 갖추어 졌다.

5. 얼마나 오래 보조기 착용해야 하는가?

보조기 치료는 성장에 맞춰 치료하는 것이 중요하다. 주 성장기 동안 20도~40도의 진행은 보조기 미착용 환자에게서 몇 주 이내에 일어날 수 있다. 사춘기의 성장이 끝날 즈음에는(소녀 15세, 소년 17세), 1년 이내에 15도 이상으로 진행되지 않을 것이다. 그러나 사춘기의 성장이 끝날 즈음에도 균형적이고 임상적인 모양으로 개선되려면, '최선의 실행'을 보여 줄 보조기로 치료해야 한다는 것을 명심한다. 따라서, 환자는 보조기 치료에 협조할 마음이 생기고 수술하려는 생각을 줄일 것이다.

30도 이하의 만곡을 가진 환자가 치료 절차에 순응하고 치료를 받기 시작하면, 소녀들은 15세, 소년들은 17세에 보조기를 벗을 수 있다. 치료를 시작할 때 30도 이상의 만곡을 보이면, 보조기를 벗기까지 기간이 더 연장되어야 하고, 결과가 안정적이기 위한 기간 또한 더 오래 지속되어야 한다.

보조기를 벗고 나서도 어느 정도 만곡이 증가하는 것은 당연한 일이다. 이것을 악화한것으로 받아들이면 안 된다. 초기 만곡이 30도 이하의 환자가 보조기를 벗기 위해 1년 더 기다릴 때에도, 만곡은 같은 정도로 증가할 것이다.

6. 보조기 치료를 하는 동안 지속적으로 물리 치료를 받을 필요가 있나?

물리 치료가 만곡 형태에 맞게 적용될 때 측만증 환자가 긍정적인 효과를 얻는다는 것에는 의심할 여지가 없다. 그러나 성장기 동안 나타나는 보조기 치료의 효과는 훨씬 더 중요한 것으로 간주되어야 한다[*그림 7.2*]. 사실상, 보조기 치료를 받는 아이들과 청소년들은 보조기를 착용하는 동안 근육의 활동이 감소되지 않으므로, 물리 치료 없이 몇 년 동안 교정 보조기를 착용할 수도 있다.

그러나 전문화되고 인증된 센터에서 수행하는 물리 치료는 보조기 치료 동안 환자에 생리학적인 도움을 줄 수 있다. 그렇지만 물리 치료가 환자에게 스트레스를 주고 과도하게 부담을 주는 것으로 인식된다면, 사춘기의 성장기 동안 보조기 치료만을 하는 게 합리적일 것이다.

그러나 보조기를 벗는 시기에는, 일상생활에서 만곡을 증가시키고 척추에 과부하를 주는 자세를 어떻게 피하는지 환자에게 보여주기 위해 측만증 재활 프로그램을 시작하도록 권할 수 있다. 이 프로그램은 각각 90분, 3~5세션의 집중치료로 구성되어 있다. 그러므로 합병증이 없는 환자가 성장기 동안 받는 입원 및 재활 치료는 측만증 환자에게 도움을 줄 수 있다.

5.2.5 보조기 치료의 향후 발전–전망

CAD 기술의 출현으로, 견딜 수 있을 정도까지 교정을 더 강화할 수 있게 되었다[그림 5.29]. 그러나 결국, 일상생활에서 뚜렷하게 몸통이 이동될 것이고, 환자는 그렇게 한 쪽으로 치우친 보조기를 학교에서 착용하기 힘들 것이다.

미래에는 매일 8~12시간 치료할 수 있는 '생체자기제어 시스템'을 학교나 여가시간과 같은 일상생활에서도 활용할 수 있을 것이다. 불행하게도, 그동안 시장에 소개된 이와 같은 시스템들(소프트 보조기)은 여러 가지 이유로 적절치 못하다. 따라서, 가장 최근의 과학적 지식 수준에 근거하여 새로운 '생체자기제어 시스템'을 개발하기 시작한 것이다.

이것은 비교적 적용하기 쉽다. 그러나 어깨 위의 견인력을 통해 교정하기 때문에, 편안한 것으로 볼 수는 없다. 또한 착용감은 견인력(교정)에 따라 변한다. 청소년들에게는 가능한 최대의 교정이 맞춰져야 하는데, 이는 대신에 편안함이 희생된다.

그러나 심각한 만곡을 가진 성인에게 있어서, 우리는 더 가벼운 교정 견인력에 대한 좋은 경험이 있다. 여기서 문제는 최대 교정이 아니라, 오히려 몸통을 측면으로 기울지 못하게 하는 것이다. 그 과정을 하루 동안 증가시키게 되면, 환자는 더욱 지

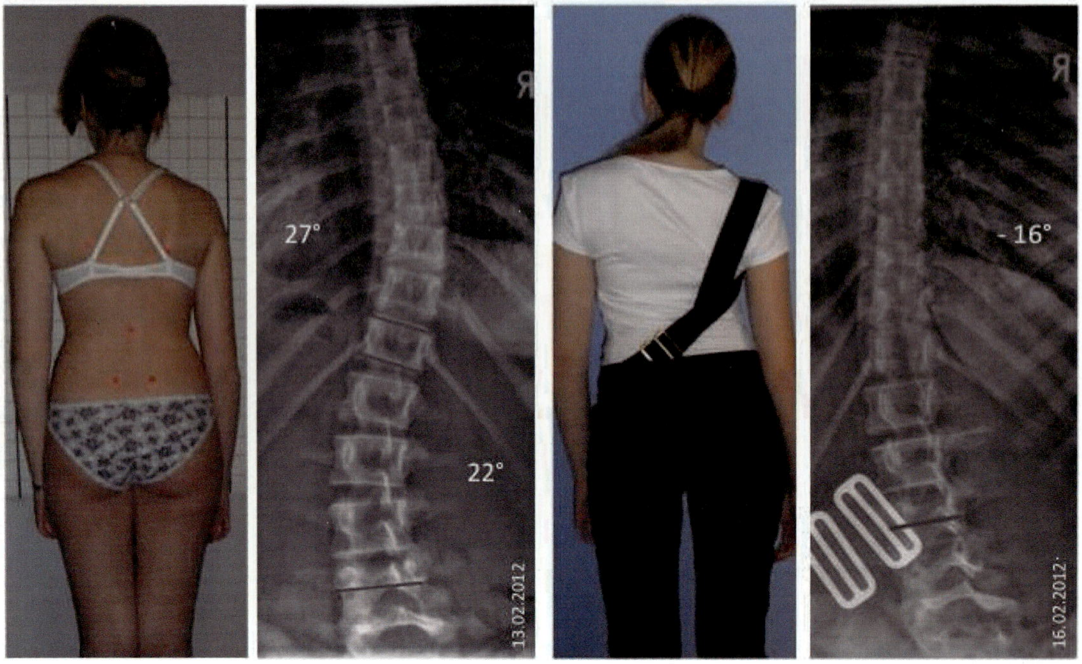

그림 5.30 아직 비교적 유연한 콥 각도에 따라 28도의 만곡을 가진 12세 소녀. Spinealite 생체자기제어 시스템에서 과잉 교정은 교정 가능성의 증거이다. 그러나 성인 환자는 완전히 이용할 수 없다.

치고 결국 통증을 느끼게 될 수 있다.

이 시스템의 교정 효과는 이미 설명되었다[*그림 5.30*]. 그러나, 아직 장기적 결과는 얻을 수 없다.

5.3 수술과 수술 절차

모든 노력에도 불구하고, 만곡이 계속 증가하여 콥 각도가 50도 이상이면, 일반적으로 수술이 추천된다(독일어 안내서『청소년기의 특발성 척추측만증』). 그러나 우선, 수술 전에 다음 질문을 해 볼 것을 간절히 바란다.

"도대체 왜 수술을 하나?"

이른바 청소년기 특발성 척추측만증에 수술은 의료적 시각에서 반드시 요구되는 사항이 아니다. 지금까지, 척추측만증을 그대로 방치할 때 측만증 수술 후보다 더 나쁠 것으로 예상하는 과학적 증거는 없다. 이러한 만곡은 대체로 크게 증가하지는 않아 심혈관 계통으로 위협하지 않을 것이다. 또한 측만증과 통증은 상관관계가 없다.

그러므로 50도가 넘는 만곡 각도를 가진 환자들에게는, 수술을 결정하게 된 또 다른 이유가 필요하다.

환자가 자신들이 가진 척추측만증과 척추 만곡과 같은 '변형'을 하루하루 느낀다면 삶의 질에 대한 정신적 고통을 느끼게 된다. 이것을 피할 수 있다면 그것을 위해 뭔가를 하는 것은 가능하다. 그렇기 때문에 단순히 의학적 관점이 아니라 심리학 관점에서 의사 결정이 이루어져야 한다. 만약 물리 치료와 보조기 치료 중 어떤 것도 시행하고 싶지 않다면 수술 외에 다른 치료 방법은 없다.

건강심리학의 조사에 따르면, 기형으로 인한 정신적 스트레스는 육체적 통증으로 나타날 수 있다.

그러므로 수술은 단순히 외관을 위한 것이 아니라는 데에는 의심의 여지가 없다. 해당되는 심리사회적 문제가 없다면, 결코 수술의 의미를 단순히 방사능학적인 조사에 두지 말아야 한다[*그림 5.31 a~c*]!

만곡이 일찍 시작됐고, 이른 유아기에도 꽤 뚜렷이 드러나는 선천적인 척추측만증의 몇몇 경우에는 단지 의료적인 이유로 수술이 정당화된다. 이는 종종, 신경과 근육 장애를 가진 아이들뿐만 아니라 심각한 척추기형을 가진 아이들에게 적용된다. 그러나 Cochrane 보고서는 Duchenne 근육 영양장애에 기인한 신경근 척추측만증의 척추융합수술에 대한 근거를 찾지 못했다.[18]

수술 방식에는 무엇이 있나?

기본적으로, 후면(후방)과 정면(전방) 접근 방식(접근법)이 있다.

5.3.1 후면 접근 방식(후방 접근법)

후면 접근 방식(후방 접근법)에서는, 상처가 몸통(등부위) 중앙에 나타나고, 보통 2개의 장골릉 중 하나 위에 골이식을 위한 상처가 난다. 이러한 수술을 위해 여러 가지 막대 시스템들이 현재 사용되고 있다. 그것들은 고리나 – 요즘에는 거의 오로지(대부분) – 나사못과 연결된다. 이러한 긴 막대들은 안정성을 높이기 위해 교차 접속을 시행하여 불필요한 움직임을 억제한다. 이것은 수술하는 동안 확보된 환자 자신의 골과 함께 차후 유합의 강도를 촉진한다. 후방 접근법에 의한 수술을 받은 환자

---

18 Daniel KL Cheuk[1,*], Virginia Wong[1], Elizabeth Wraige[2], Peter Baxter[3], Ashley Cole[4]. Surgery for scoliosis in Duchenne muscular dystrophy. Editorial Group: Cochrane Neuromuscular Disease Group. Published Online: 28 FEB 2013. Assessed as up-to-date: 31 JUL 2012.

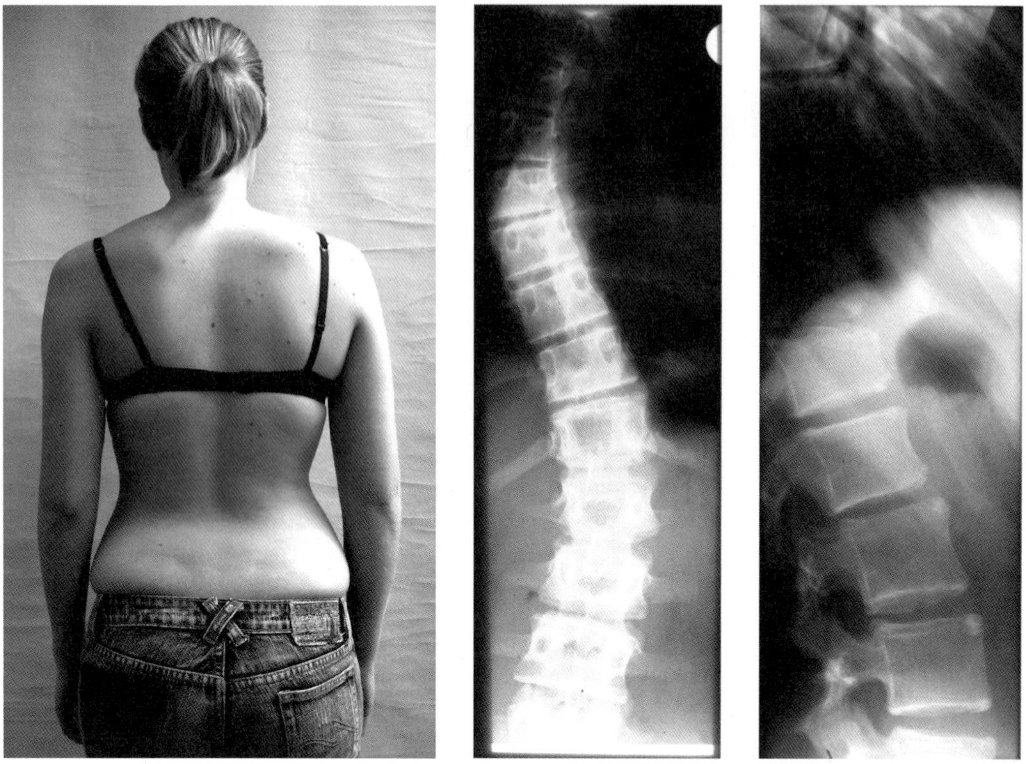

그림 5.31 뼈 나이 14.9세, 98.8% 성숙, 외관상의 큰 장애가 없는 14세 환자는 외모에 만족함. 만곡 각도: 흉추상부 43도, 흉추하부 32도. 수술에 대한 긴급한 징후는 결정적이었다! 예후: 치료 없이도, 진행될 가능성은 미약하며, 외관상 크게 악화되지 않을 것이다.

들은 수술 실밥을 제거하고 수술 후 14일 이내에 보통 퇴원할 수 있다. 그러나 이 수술 과정의 결점은, 전방 접근법에 비해 더 긴 분절에 걸쳐서 유합된다는 점이다.

그러므로 전방 접근법에 비해 척추의 전체적인 움직임이 더 제약된다. 보통 단일 커브의 척추만곡에서는 그 두 방식 모두 선택 가능하다. 매우 현저한 흉추만곡과 큰 요추만곡을 가진 이른바 '복합 측만증'은, 후방 접근법 혹은 전 · 후방 접근법에서 더 큰 성공이 기대된다.

5.3.2 정면 접근 방식(전방 접근법)

정면 접근 방식(전방 접근법)의 상처는 몸통의 중앙에서 나타나지 않는다. 보통, 절개는 갈비뼈(늑골)를 따라 이루어진다. 하나의 갈비뼈가 제거되고, 그것이 작은 조각으로 쪼개진 후, 확장(spanning) 목적으로 환자 자신의 골이식 재료로서 추간판 사이의 공간에 삽입된다. 그런 다음 흉강과 복강이 열리면, 척추가 정면에 노출된다. 이 술기를 통해, 수술하는 의사는 척추체와 추간판 디스크에 자유롭게 접근할 수 있다. 교정을 위해 선택된 추간판 디스크는 제거되고, 나사못은 교정이 필요한 척추체의 측면에 삽입된다. 이 나사못들은 막대에 연결되고 교정이 완료되면 막대에 고정된다. 제거된 추간판 디스크들을 대신하는 것은 환자에게서 떼어 낸 갈비뼈이다; 요추부위에서는 디스크 공간을 더 잘 유지할 수 있도록 작은 금속 케이지(cage)가 추가적으로 사용된다. 이로써 요추부위의 척추후만증(곱추)을 예방할 수 있다. 척추체의 크기가 충분하다면, 더 나은 안정화를 위해 현대의 수술 방식들은 두 개의 막대를 이용한다.

전방 접근법은 복강과 흉강을 개방해야 한다는 것이 단점이다. 오늘날에도, 이 수술은 좋은 결과를 얻기 위해 종종 몇 개월간 수술 후(post-operative) 보조기 치료가 요구된다. 전방 접근법의 장점은, 유합되는 척추체가 비교적 적다는 것이다. 이것은 수술 후 더 양호한 척추체의 움직임과 몸통 기능을 얻을 수 있다는 것을 의미한다.

게다가, 전방 접근법을 통해, 수술 후 바로 늑골 돌출과 요추 돌출이 거의 완벽하게 제거될 수 있다. 보통 후방 접근법은 늑골 돌출의 크기를 줄이기 위해 늑골에 추가적인 미용적 수술을 필요로 한다.

수술 상처가 보이지 않는다는 점이 전방 접근법을 하는 또 다른 장점일 것이다. 수술 상처는 기립 자세에서 팔 아래에 위치하고, 소녀와 여성의 경우 목욕 가운을 입은 상태에서 뒤에서 보게 되면 관찰되지 않는다.

막대를 이용한 Harrington의 수술이 후방 접근법의 첫 번째 방식이다. 이는 1960년대 말까지 전 세계적으로 적용되었다. 그 다음으로 혁신적인 단계는 호주사람인 Dwyer가 - Zielke가 VDS 혹은 '복부 역회전 척추유착술'로서 더욱 발전시켰던-전방 접근법을 개발했을 때이다. VDS는 비슷하게 전 세계로 퍼졌다.

두 개의 막대 시스템을 이용한 후방 접근법은 1984년 Cotrel과 Dubousset이 처음 도입했다. 이 방식은 1980년대 말 이후 세계적으로 적용되어 왔다.

그러므로 오늘날 우리는 더 이상 현존하지 않는, 이러한 현대적 수술 기법의 30년 경험을 되돌아 볼 수 있다.

5.3.3 측만증 교정을 위해 개발된 도구들의 현재 상태

현재 척추유합수술에 쓰이는 임플란트는 300개 이상이다. 오늘날의 많은 종류의 임플란트는, Heine 교수의 책『Die ventrale Instrumentation der Rumpfwirbelsaule(몸통 척추의 복부 기기장치)』서문에서 지적된 대로, 이론적으로나 실제적으로 개별 치료 원칙들을 제대로 보여주는 것이 거의 불가능하다.

그러나 새로운 발전을 통해 몇 가지 장점들을 취할 수 있다. 새로운 복부 2중 막대 시스템 덕분에, 전방 접근법에 의한 수술은 이제 수술 후 보조기 치료 없이 시행될 수 있다. 게다가, VDS에 사용되는 나사산(Threaded)이 있는 막대에 발생했던 골절들은 현재 사용 중인 내구성을 가진 막대에 의해, 과거의 이야기가 되었다. 복부(전방)의 2중 막대 시스템에 대한 예는, 두 개의 나사못으로 조여지는 견고한 판을 통해 나사산이 신뢰할 수 있게 안내되는 Halm–Zielke 기기 시스템이다[*그림 5.32*].

그림 5.33은 콥 각도 68도에서 14도로 만곡이 교정된 16세 소녀의 영상학적 결과를 보여준다. 측면상 또한 늘어났다–옆모습에서 볼 수 있듯이 흉추와 요추 사이의 연결 부분에서 정상보다 더 현저한 척추후만증도 비슷하게 교정되었다. 또한 늑골돌출은 3차원 형태 교정만으로 임상적인 치료가 가능하다[*그림 5.34*].

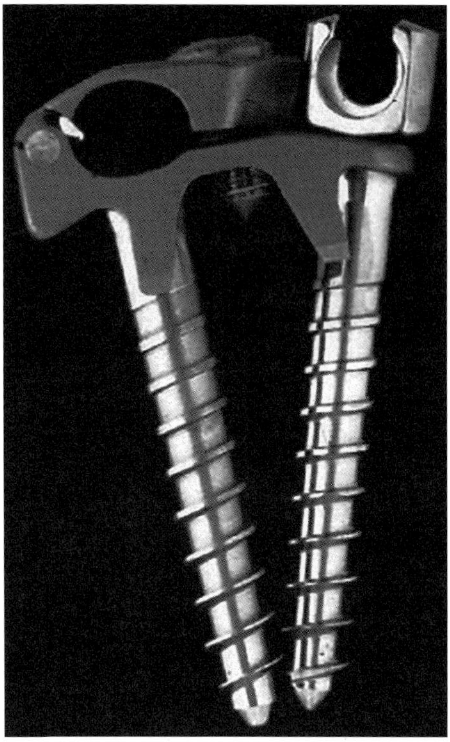

그림 5.32 두 개의 나사못으로 척추뼈 측면에 조여진 Halm–Zielke 기기 장치의 받침쇠[전방 접근]. 기기 장치에 필요한 안정화를 주면서, 한 개의 나사골과 한 개의 단단한 막대가 나사못 머리 혹은 받침쇠의 구멍으로 삽입된다.

이른바 척추경 나사못의 사용을 증가시켜 후방 접근법을 이용한 수술적 치료를 통해 각도의 교정을 위한 옵션들을 향상시키는 것이 가능해졌다. 그림 5.35에서, 후방 접근법을 이용한 수술을 통해 거의 완벽하게 교정할 수 있었던 특발성 복합 측만증을 가진 14세 소녀의 측만증을 왼쪽에서 볼 수 있다.

이러한 후방과 전방 접근 수술 방식은 오늘날 전문화된 척추수술센터의 표준 방식이다. 어떤 방식의 수술이 선택되는지는, 수술하는 의사가 느끼는 어떤 제약에 의해서가 아니라, 만곡의 정도, 만곡 패턴, 그리고 만곡의 경직도에 의해 전적으로 결정된다.

특히 경직되고 심각한 만곡을 위해서는 이러한 두 가지의 수술적 접근법이 종종 복합적으로 사용된다. 이는 하나의 수술에서 같은 날 환자를 돌려놓으면서, 복부(전방) 펴기와 추가적인 등(후방) 척추고정술을 수행하는 것이 가능하다는 것을 의미한다. 그림 5.36은 수술 후 28도로 교정된, 콥 각도 112도의 만곡 각도를 가진 X-ray를 보여준다. 이 경우에는, 만곡이 교정되고, 외관적인 면에서 매우 돋보일 수 있다.

Betz가 설명한 stapling과 같이 보다 최근의 수술 방

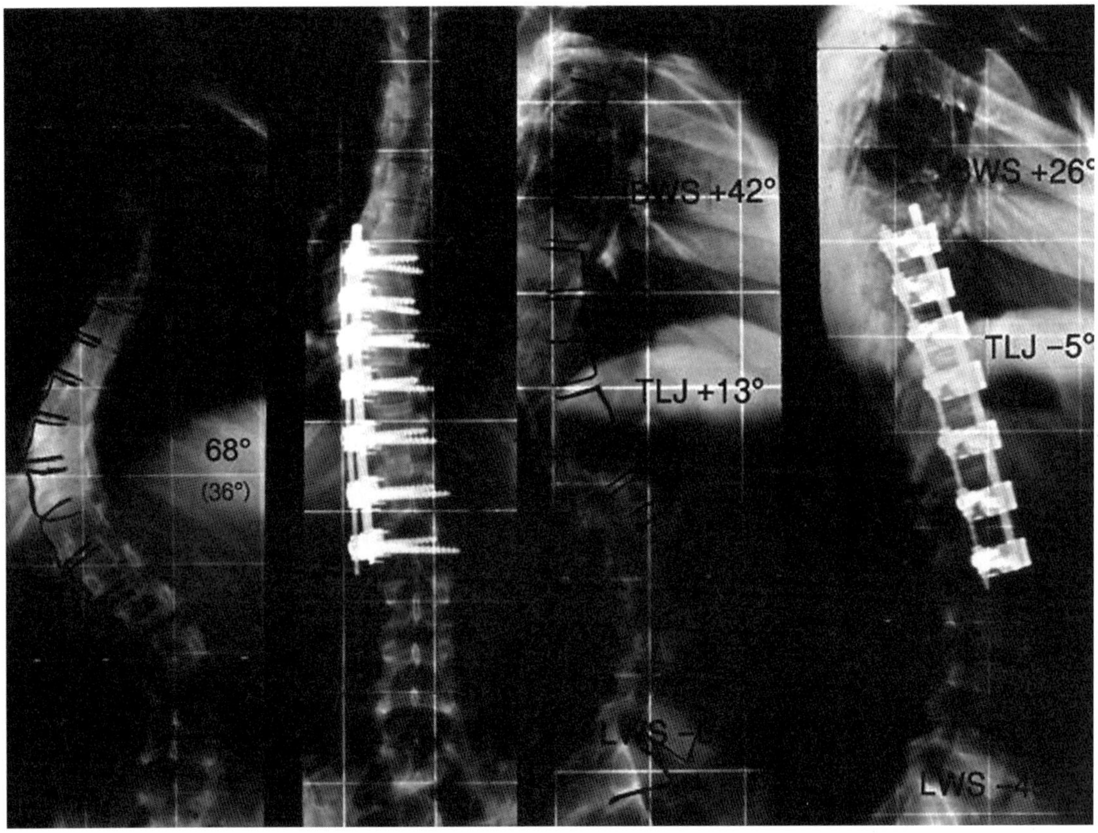

그림 5.33 특발성 흉요추 측만증을 가진 16세 소녀. Halm-Zielke 기기 장치의 도움으로 68도에서 14도로 만곡이 펴졌고, 그 기기 장치는 옆에서 명백히 보이는 척추후만증을 부분적으로 펴지게 했다.

식은 아직 진정한 적응증(indication)을 가지고 있지 않다. 한편, 장기적인 결과는 구할 수 없다. 단기와 중기적 연구 결과에 의하면 이 치료 방식이 40도 이상의 만곡에 전혀 효과적이지 않다는 것을 알 수 있다. 40도까지의 만곡과 그 이상도, 위에서 보여준 대로, 현재의 표준 보조기로 훌륭히 개선될 수 있다. 이런 종류의 치료가 더 중요한 장애를 일으킬 가능성이 낮기 때문에, 이러한 형태의 수술은 의구심을 품을 필요가 있으며 추천될 수 없다.[19]

그럼에도 불구하고, 최근 한 마케팅 캠페인이 세상의 이런 분야에서 시작되었다.[20]

19 Hans-Rudolf Weiss (2011) Treatment was uncritically reported. Dtsch Arztebl Int 108: 11. 189; author reply 189–189; author reply 190 Mar
http://www.aerzteblatt.de/v4/archiv/artikel.asp?id =81308

20 Trobisch P, Suess O, Schwab F: Idiopathic Scoliosis. Dtsch Arztebl Int 2010; 107(49): 875– 84. DOI: 10.3238/arztebl.2010.0875

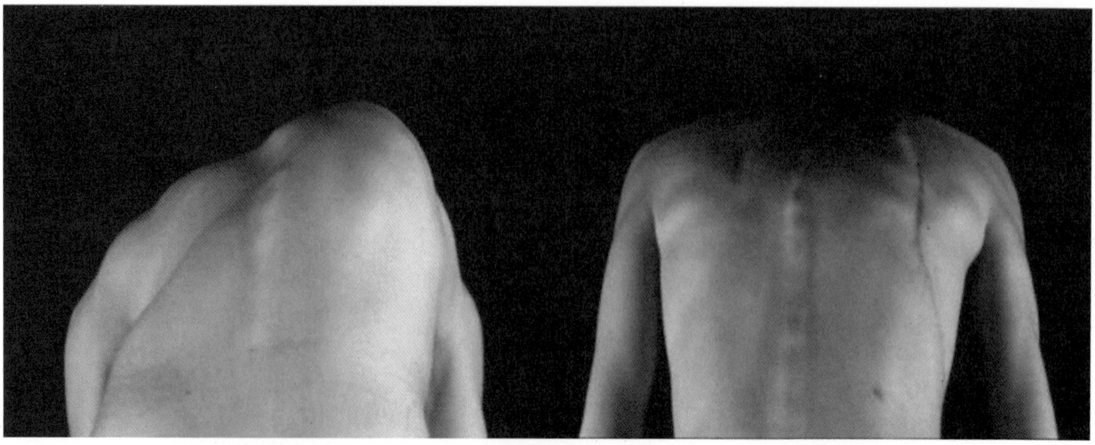

그림 5.34 수술 전 17세 소년의 임상 사진(왼쪽) 과 수술 후 사진(오른쪽). 더 이상 늑골 돌출에 대한 성형 수술이 필요 하지 않고, 3차원 형태의 교정으로 늑골 돌출이 완전히 바로 잡혔다.

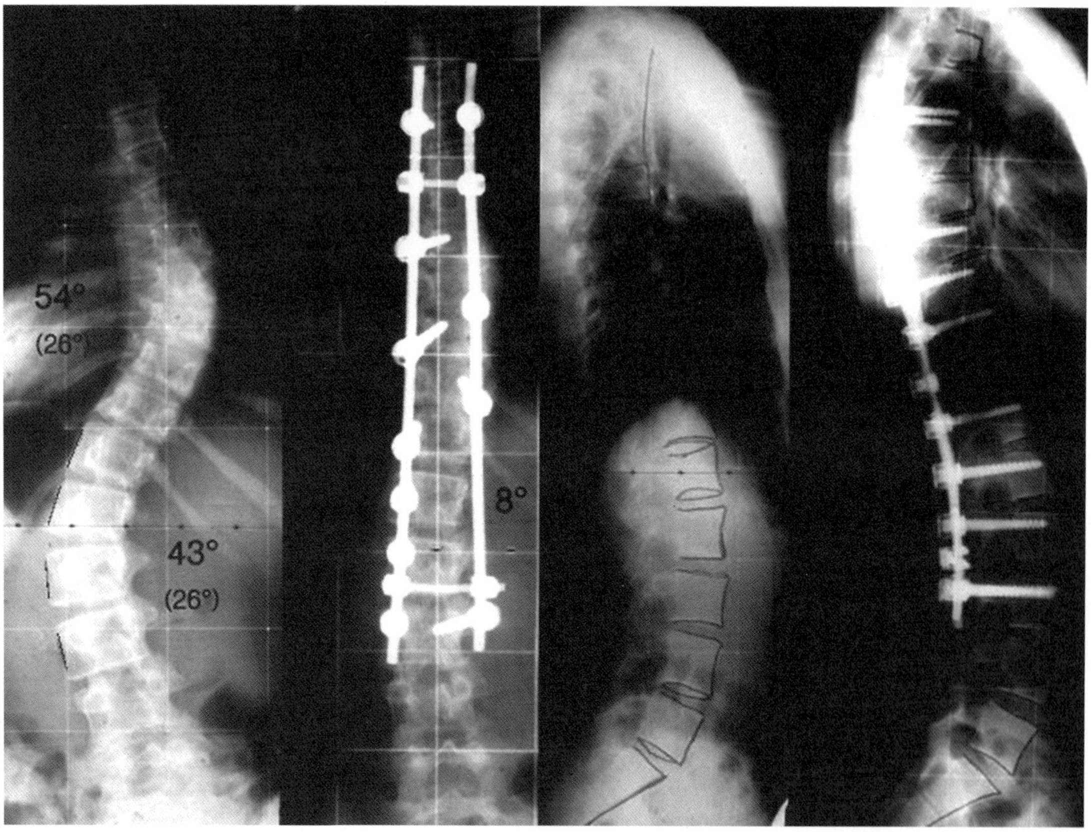

그림 5.35 특발성 2중 만곡 측만증을 가진 14세 소녀. 수술 전에 흉추만곡이 54도였는데, 후방 척주(spinal column) 접근을 통한 이른바 MPDS 기기 장치를 사용한 수술로 거의 교정되었다. 척주의 측면상 또한 이 수술로 긍정적으로 변했다.

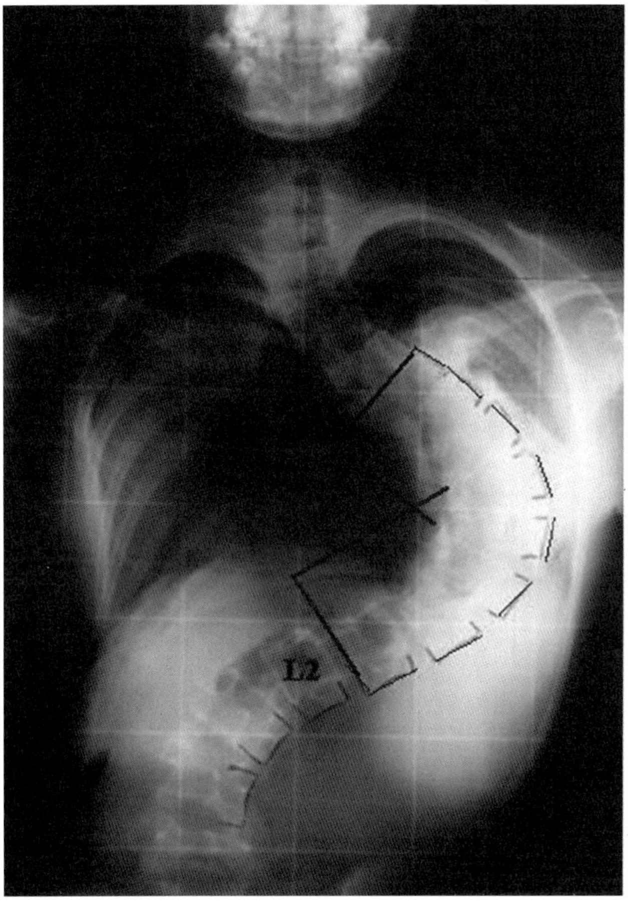

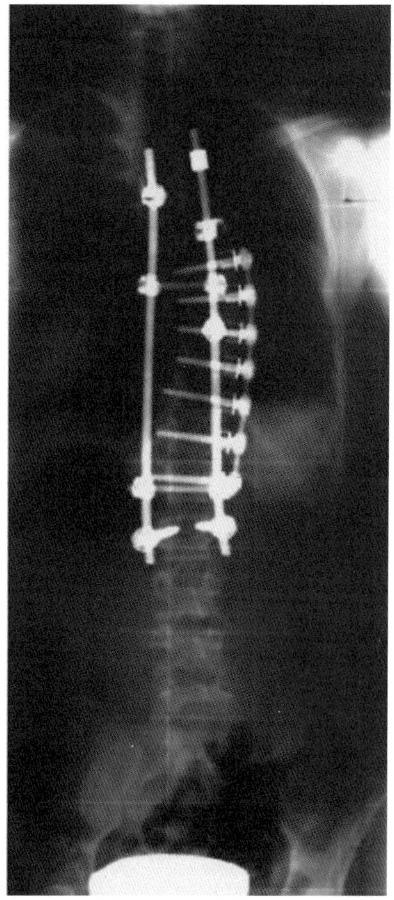

그림 5.36 수술 전 112도의 심각한 척추만곡, 같은 날 전방과 후방 접근법이 복합적으로 수행됨. 28도로 펴는 것은 상당한 것이다. 만약 두 가지 방식 중 하나만 사용된다면 교정되기 어렵다.

stapling에 관한 최근의 연구에 따르면, 첫 수술 후 2년 내에 환자의 절반 정도가 재수술을 할 수밖에 없었다 한다.[21] 이 방식이 아직 완전하지 않다는 것은 매우 명확하다.

요약하자면, 전방 접근법이 더 외관적으로 좋게 보이게 하고, 기능적으로도 덜 제한되는 선택이라고 할 수 있다. 오늘날 후방 접근법에 의한 수술은 보조기가 필요하지 않고 수행될 수 있다. 후방 접근법에 의한 수술의 경우, 추가적인 늑골 돌출의 교정 없이는 외관적으로 양호한 결과를 제공하지 않는다고 한다.

특발성 측만증을 치료하기 위한 수술에서 대체적인 단기적 위험은 약 5%이다. 이

21 O'leary PT, Sturm PF, Hammerberg KW, Lubicky JP, Mardjetko SM. Convex hemiepiphysiodesis: the limits of vertebral stapling. Spine (Phila Pa 1976). 2011 Sep 1;36(19):1579-83.

는, 수술을 마친 환자의 95%가 보통 14일 이내에 어떤 합병증도 없이 병원을 떠날 수 있다는 것을 의미한다. 합병증 – 수술의 약 5%에 있어서 – 은 아래와 같이 분류될 수 있다.

- 일반적으로 항생제로 통제될 수 있는 염증,
- 일반적으로 적절한 흡인(suction)으로 완화될 수 있는, 수술 후 출혈에 기인한 부정적인 호흡 효과,
- 재수술이 필요한 막대 혹은 고리 찢어짐 또는 막대 균열,
- 신경장애(1% 이하). 대부분 수술 후 마비는 사라지고, 소수의 환자만이 지속적으로 신경이 손상될 수 있다.

주요 수술센터에서 시행되는 수술은 그 위험이 낮아 보인다. 최근 5년에서 7년 동안 척추측만증 수술로 인해 신경이 손상되는 경우는 없었다고 한다.

특발성 척추측만증을 치료하는 수술은 단기적이나 비교적 합병증을 일으키지 않는 것으로 간주될 수 있다. 그러나 외국 문헌에 따르면, 추후의 합병증 때문에 재수술을 반복해야 하는 환자가 적지 않고, 몇 년 후나 몇 십년 후에도 나타나는 수술 후 통증의 가능성에 대해 보고했다. Cotrel–Dubousset 방식의 장기적인 결과들을 포함하는 가장 최근의 한 발행물은 실제 환자의 50%가 20년내에 또 다른 수술을 경험해야 했다고 보고했다.[22] 가장 최근의 개괄적 연구에서 보면, 환자들은 치료(수술)를 받지 않는 것보다 수술 후에 훨씬 더 많은 문제로 고통받는 경향이 있다는 것을 명확히 알 수 있다.[23, 24]

---

22 Mueller FJ, Gluch H. Cotrel-dubousset instrumentation for the correction of adolescent idiopathic scoliosis. Long-term results with an unexpected high revision rate. Scoliosis. 2012;7(1):13. doi: 10.1186/1748-7161-7-13.

23 Weiss HR, Moramarco M. Scoliosis – treatment indications according to current evidence. OA Musculoskeletal Medicine 2013 Mar 01;1(1):1.

24 Weiss HR, Moramarco M, Moramarco K. Risks and long-term complications of adolescent idiopathic scoliosis surgery vs. non-surgical and natural history outcomes. Hard Tissue 2013 Apr 30;2(3):27.

어떤 제약들이 기대되는가?

What Restrictions Do I Have to Expect?

6.1 척추측만증과 운동

일반적으로 척추측만증을 가진 아이들과 청소년들의 학교운동을 제외시키는 것은 과학적 근거가 없다. 운동으로 척추측만증이 있고 학교를 다니는 아이들과 청소년들의 운동 능력을 개선시킬 수 도 있다.

Munster 대학 클리닉의 연구에서 특발성 척추측만증을 가진 150명의 환자들을 조사했다. 콥 각도 10에서 50도의 측만증을 가진 환자들 중 100명은 학교와 레크레이션 운동 경기 프로그램 등 모든 운동에 참여했다. 그 중 50명의 환자들은 운동에서 제외되었다. 70~75%의 환자의 경우, 척추에 충격을 주는 것들을 포함한 운동 등에 참여했음에도 불구하고, 통제집단에서 뿐만 아니라 학교운동에 참여한 집단모두 만곡의 증가가 없었다. 이 연구 결과로 측만증 환자들을 학교운동 및 일반 운동에서 제외 하는 것은 심리적 아웃사이더로 만드는 부정적인 영향을 끼친다.

일반적으로 학교의 운동시에는 보조기를 벗으라고 권고되지만, 많은 여가 활동들을 보조기를 착용하고 즐길 수 있다. 특히, 최근의 보조기 형태들은 더 큰 범위의 움직임을 허용하도록 만들어졌기 때문에 어린 학생들의 여가 활동이 좀 더 용이해졌다 [그림 *6.1 a–b*].

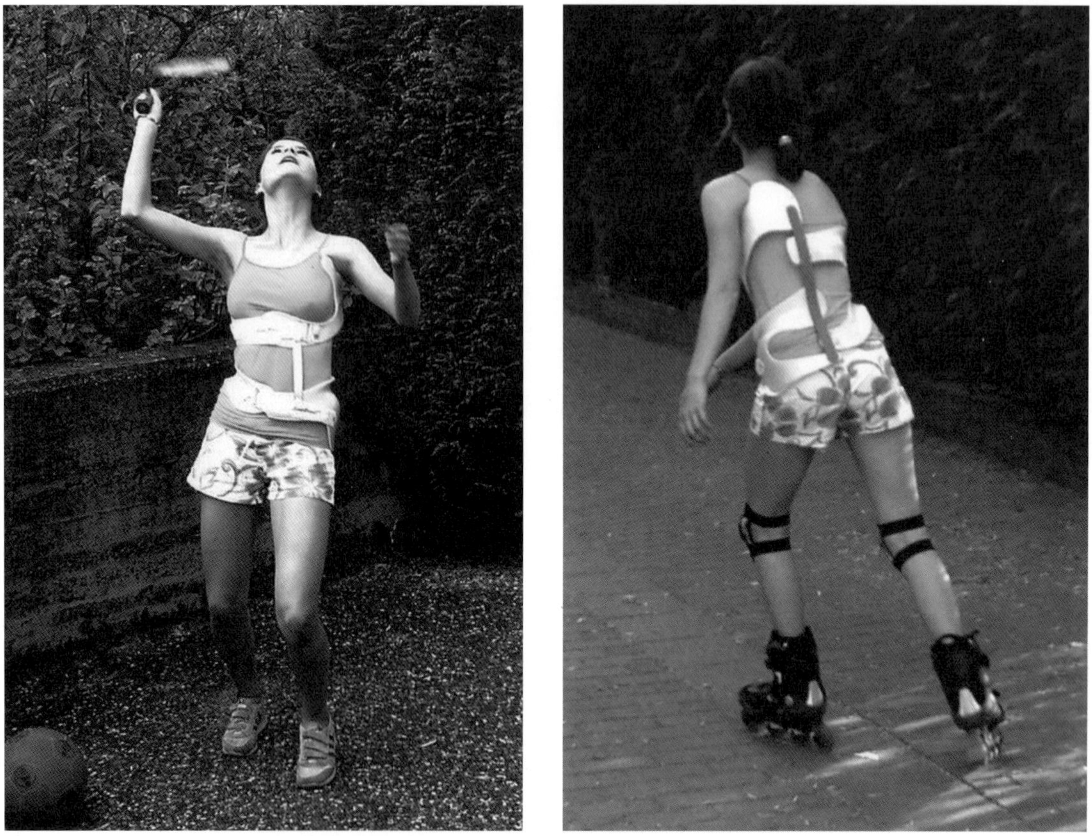

그림 6.1 a~b: 체뉴 경량 보조기를 착용한 특발성 측만증의 여자 환자. 그녀는 여가 활동에서 보조기로 인한 큰 불편함을 느끼지 못한다. (© T. F. Müller)

6.2 측만증과 임신

일반적으로, 척추측만증은 임신에 부정적 영향을 주지 않는다. 그러나 스웨덴의 또 다른 연구에서는, 23세 이전에 여러 번의 임신을 경험한 여자 환자들은 만곡 증강의 가능성이 크다고 보고했다. 이러한 견해로, 30세 말 이전에 임신을 피하라고 권하고 있다. 특히 보조기로 치료하고 있는 여자도 마찬가지이다.

이탈리아에서의 연구 또한 임신 중에 체계적인 만곡 증가는 없다는 것을 나타냈다. 그러나 이 연구에서 임신 중의 규칙적인 물리 치료는 측만증의 진행을 막는다고 말한다. 그 연구에서, 초기 50도 이상의 측만증을 가진 여성 중, 규칙적인 물리 치료에 참여한 여성들은 세 번째 임신 후, 만곡 증가에 가장 크게 영향을 받았다. 산부인과적 견해에서 보면, 측만증이 임신이나 출산 과정에 장기적인 나쁜 영향을 준다고 알려진 것은 없다. 그러나, 측만증 수술을 경험한 여성에 대해서는 예외적인 부분이 있을 수 있다. 천골까지 길게 융합되어 있으면, 골반 안의 유연성이 줄어든다. 수술 후 출산장애가 있다는 것을 모르더라도 임신을 계획하기 전, 부인과의사와 뿐만 아니라 측만증 수술 의사와 예방책을 의논해야 한다.

6.3 측만증과 골다공증

원칙적으로, 모든 사람은 나이가 듦에 따라 골밀도가 감소한다. 이러한 정상적인 골 감소 과정은 특정 나이의 모든 사람에게 영향을 준다. 특히 여성은 폐경기 후, 칼슘 성분이 일찍 줄어 듦으로써 나쁜 영향을 받는다. 그러면 골성분이 정상보다 더 큰 감소가 나타나, 치료가 필요한 골다공증이 된다. 경험상, 척추측만증 환자들은 골다공증을 매우 걱정한다. 하지만 골성분의 정상적인 감소를 병적인 골다공증으로 잘못 알고 있는 경우도 적지 않다.

측만증이 없는 여성 중, 폐경기 후 10년 내에 후만증이 커진다면, 이것을 병적인 과정으로 인식하면 안된다. 그 나이의 측만증의 진행을 반드시 병적인 것으로 여길 필요도 없다.

이전에 스스로 안정화된 조그만 만곡이 나이가 들어 악화되는 것은 잘 알려진 현상이다, 그러나 이것이 환자가 더 병적으로 진행했다는 것은 아니다.

'골 감소증'을 치료할 때, 축기관(axiala organ)을 사용하는 것이(다시 말해 일상의 움직임) 골 감소를 크게 지연시킨다고 많이 알려졌다. 이러한 이유로, 일반적인 움직임, 물리 치료와 입원 재활 치료가 권장된다.

골연화증을 위한 식단은 논란이 많다. 그 식단보다, 칼슘 필요량을 채우기 위해 칼슘 섭취 증가와 더 많은 유제품을 먹도록 권한다. 그러나, 단백질을 너무 많이 섭취하면 칼슘 배출을 증가시킨다고 알려져 있다.[25, 26] 그래서 단백질로 구성된 추천 식단들은 칼슘을 더 많이 배출시켜 결국에는 아무 도움도 되지 못할 것이다.

보스톤의 한 연구에 따르면 '우유와 치즈 소비의 증가가 골절의 발생을 전혀 막지 못한다'고 한다.[27] 심지어 골다공증이 실제 유제품에 의해 유발될 지도 모른다는 의

25 Ringe JD (Hrsg.) (1991) Osteoporose. Pathogenese, Diagnostik, Therapiemöglichkeiten. Walter de Gruyter, Berlin, New York

26 Ziegler R (1990) Was ist gesichert in der Therapie der Osteoporose? Internist 31: 680–688

27 Freskanich D, Willett WC, Stampfer MJ, Golditz GA (1977) Milk, dietary calcium and bone fractures in women: a 12-year prospective study. In: Am J Public Health 1997 Jun 87 (6): 992- 997

견을 피력하기까지 한다.[28] 경우에 따라서는 유제품 섭취에 주의가 필요하기도 하다. 그 이유는 유제품이 성인의 알러지를 일으킬 수도 있기 때문이다.[29] 심지어, 옥살산 함유 채소뿐만 아니라 인산염 소시지 제품, 가공치즈와 콜라는 음식에서의 칼슘 섭취를 방해한다는 결과도 있다. 콜라의 습관적인 섭취는 학교에 다니는 아이들의 골절률을 증가시킨다는 것이 발견되었다.[30]

중국전통의학(TCM)은 위에 언급한 음료수와 골다공증 치료를 위한 유제품 사용에 대해서도 반대한다. 중의학의 원칙에 따르면, 이러한 제품들이 비장을 차갑게 만들어서 피로감, 집중력 약화와 소화장애를 야기한다.[31]

현재, 성인 측만증 환자들이 평균 이하의 골밀도를 가진다는 과학적 증거가 있다. 그러나 이러한 발견들이 병적인 중요함을 가진다는 것은 아직 충분히 밝혀지진 않았다.

6.4 나이가 들면 무엇이 예상되는가?

6.4.1 통증

통증은 여러 가지 만곡의 크기를 가진 환자들이 우려하는 또 다른 문제이다. 한 가지 이유는, 측만증으로 발생한 통증은 나이가 듦에 따라 증가한다는 점이다. 그러나 이러한 추측은 잘못된 것이다. 통증과 만곡 각도는 별개의 것이며, 측만증이 없는 사람들과 똑같이 나이와 통증 발생에 양의 상관관계가 있다는 것이다. 그러므로 통증이 없는 환자들이 앞으로의 통증을 예방하기 위해 수술하려는 것은 의미가 없다. 나는, 70세가 넘는 데도 통증을 경험하지 않은 100도 이상의 만곡 환자들과 오히려 작은 만곡인데 나아지지 않던 통증으로 고통 받는 환자들을 만나 보았다.

28 Runow KD (1997) Neue diagnostische Möglichkeiten bei multipler Chemikalien-Sensibilität (MCS) und chronischem Erschöpfungssyndrom (CFS): Umweltchemikalien, Zahnmetalle, Nahrungsallergene und Pilze. Vortrag auf dem XII. Internationalen Symposium für Umweltmedizin, Bad Ems, 5–7 September 1997

29 Pollmer U (1997) Krank durch "gesunde Ernährung": Gesundheitsrisiken durch Getreide und Milch. Vortrag auf dem XII. Internationalen Symposium für Umweltmedizin. Bad Ems, 5–7 September 1997

30 Petridou E, Karpathios T, Somou E, Trichopoulos D (1997) The role of dairy products and non-alcoholic beverages in bone fractures among schoolage children. In: Scand J Soc Med., Jun 25 (2): 119-125

31 Flaws B, Wolfe HL (1995) Das Yin und das Yang der Ernährung. Das Handbuch der chinesischen Ernährungslehre. 3rd ed., Scherz Verlag Bern, München, Wien

6.4.2 심혈관 문제

종종, 심혈관 기능의 제약 가능성에 관한 우려가 있다. 물론 심혈관 기능의 문제는 일반적으로 100도 이상의 만곡에서만 발생한다. 90도 이하의 만곡에서는, 어떤 심각한 기능의 제약은 없을 것이라는 것이 매우 타당하다. 90도 이하의 만곡이 때때로 부담이 될 수 있는 심혈관의 기능적 제약을 갖기도 하지만, 보존적인 방법을 통해 성공적으로 치료될 수 있다. 또한 성인과 노년의 기능 제약과 관련한 예후는 소수의 다른 요소들 뿐만 아니라 만곡의 위치, 측만증의 형태와 그 근원에 따라 다르다. 따라서 그러한 예후는 개별적으로 의사와 환자의 상담에서만 평가될 수 있다.

100도 이상의 만곡을 가진 환자들도 짧은 수명에 대한 걱정을 떨쳐 버릴 필요가 있다. 위에 포함된 문장들은 과학적 조사의 통계치를 근거로 하고 있다. 그러나 그것들이 항상 해당되는 것은 아니다. 여전히, 과학적 발견들에 비추어 볼 때, 현재 혹은 잠재적인 90도 보다 큰 만곡 각도들은 수술이 필요하다고 결론지을 수 있다.

마지막으로, 의사들과의 상담과정에서 두려움을 떨쳐 버릴 필요가 있다. 보통의 만곡 환자들은 노년에 심각하게 움직임에 제약이 있거나 휠체어에 앉을 거라는 걱정은 하지 않아도 된다. 일반적으로 척추측만증과 중증의 합병증이 수반되지 않을 수 있기 때문이다.

6.5 척추측만증과 정신적인 면

척추측만증 환자가 힘들어 하는 심리적인 영향은 여러 가지로 설명된다. 어떤 사람은 측만증 진단만으로 심각하게 우울해 진다. 어떤 사람은 스스로 그들의 척추측만증에 맞서서 뭔가를 할 수 있다는 희망으로 완전히 사로잡히기도 한다. 환자 보고서에서 봤듯이 환자들의 정신적인 반응은 각각의 상황에서 매우 다르게 나타난다.

특히 척추측만증이 진행하는 단계에서, 외관적인 변화 때문에 심리적인 문제들을 야기할 수도 있다. 그러나 통증과 만곡이 보통 수준이더라도, 성인들조차 정신적으로 심각하게 영향을 받을 수 있다. 통계적 관점에서 보면, 척추측만증의 심각도와 심리사회적인 장애 사이에 상관관계는 없다. 상대적으로 작은 만곡을 가진 많은 환자들이 정신적으로 부정적인 영향을 받는 반면, 매우 심각한 만곡을 가진 다른 환자들은 약간의 영향만 받는 것으로 관찰됐다. 척추측만증과 정신적인 면에 관한 주제의 한 연구에서, 청소년과 젊은 성인 환자들이 통제그룹에 비해 더 우울해 하는 것을 발견했다. 그 연구는, 그들의 자부심과 삶의 열정이 크게 줄어들었다는 것을 보여준다. 더욱이, 예상과는 달리, 우울증 발생률은 여성보다 남성 참가자들에게서 더 높았다.

그 문제에 대해 몰두하는 경향이 분명히 높아지면서, 자부심과 삶의 긍정적 자세가 하락했다. 이러한 변화들이 척추측만증 혹은 척추측만증이 더 진행됨에 의해 시작됐는지에 대한 의문은 아직 명확하진 않다.

가이드라인: 척추측만증 환자 치료를 위한 지침[상황 6 / 2013]

아래 설명된 가이드라인 '보존적 측만증 치료를 위한 지침'판은, 보존적 측만증 치료 분야에서의 국제적인 전문가들과의 철저한 논의와 밀란의 SOSORT 회의 동안에 제시된 토론을 기초 토대로 2006년에 발간된 책을 독일에 맞게 각색한 것이다(Hans-Rudolf Weiss, Stefano Negrini, Manuel Rigo, Tomasz, Kotwicki, Martha C Hawes, Theodoros B Grivas, Toru Maruyama, Franz Landaur[2006] **측만증의 보존적 관리 지침[가이드라인]**. Scoiosis 1:05). 2011 SOSORT 가이드라인의 개정판은 내용의 큰 변화는 없지만 세부적인 사항이 포함되어 있다. 그러나, 개선된 치료 방법을 발견하기가 좀 어렵다는 결점을 갖고 있다.

정의

척추측만증은, 시상면의 변형뿐만 아니라, 척추와 가슴의 비틀림이 있는 척추의 측면 만곡으로 정의된다.

병인

특발성 측만증은 척추 측면 변형의 모든 형태들 중 가장 보편적인 것이다. 정의에 의하면, 원인이 발견되지 않거나 건강한 아이들의 척추의 측면 만곡이다. 최근의 조사에서, 복부의 과도한 성장으로 나타날 수 있는, 척수의 기능적 tethering 혹은 신경-뼈 장애에 초점을 둔다. 그러나, 요추전만증의 손실은 아직도 원인을 정의할 수 없다. 병인으로 인한 척추측만증은 일반적이지는 않지만 신경근육 원인, 선천적, 신경섬유종증, 프라더 윌리 증후군 그리고 마르판증후군과 같은 간엽세포 장애를 포함한다.

역학

콥 각도 10도 이상의 만곡으로 정의할 때, 청소년기 특발성 측만증[AIS]의 발병률은 2~3% 이다. 20도 이상의 발병률은 0.3~05%이고, 반면에 40도 이상의 만곡은 인구의 0.1% 이하에서 발견된다. AIS와는 다른, 측만증의 모든 병인들은 거의 발견되지 않는다.

분류

변형의 해부학적 위치는 척추측만증 분류의 기초로서 임상의들로부터 주목을 받아왔다. 척추 만곡 정점의 추체 레벨 (즉, 흉부, 흉요추, 요추 혹은 이중 주 만곡)은 설명을 위한 단순한 기초를 형성한다. 1983년 King과 동료들은 수술 시 요구되는 척추융합 정도에 따라 여러 가지 만곡 형태를 분류했다; 그러나, 최근 보고들은 이러한 분류들이 신뢰성이 부족하다고 말한다. 또 다른 분류법으로는 Lenke와 동료들에 의해 개발되었는데, 이 접근 방식은 측만증과 관련해 시상면과 만곡의 구성요소 중 후만증의 임상적 평가를 필요로 한다. 보존적 관리를 위해 고안된 분류법은 Lehnert-Schroth의 3중 만곡과 4중 만곡 측만증으로 분류한 방법, 최근 Weiss의 보조기 구성과 Schroth 응용을 위한 분류법이 있다.

보존적 관리의 목적

척추측만증 관리의 주요 목적은 만곡의 진행을 멈추는 것이다. 폐 기능[필수적 능력]의 향상과 통증 치료 또한 아주 중요하다. 보존적 측만증 관리의 두 가지 방법 중 첫 번째는, methode lyonaise, side shift, schroth, 'schroth best practice'와 다른 것들을 포함하는 물리 치료에 기초를 두고 있다. 비록 외국 문헌에서 대조적인 관점에서 논의되고는 있지만, 오늘날 물리 치료만을 사용하는 척추측만증 치료의 효과에 대한 증거가 있다.

[1] 척추측만증을 위한 물리 치료는 일반적인 운동이 아니라, 척추기형의 미묘한 차이를 구별하기 위해 고안되고 인용된 운동 방법들 중의 하나로 구성되고 [2] 그러한 방식의 적용은, 치료사와 임상의들이 특별히 교육되어야 하고 이러한 측만증에 특화된 보존적 치료 방식의 자격이 있어야 함이 요구된다는 것을 강조해야 한다.

한 때, 척추측만증의 많은 징후와 증상, 그리고 만곡 진행을 지연시켜 적어도 단기적으로 효과적으로 보였던 척추측만증 집중 재활 치료(SIR)는, 오늘날 외래 물리 치료와 같은 결과를 줄 수 있다는 관점에서 볼 때, 진부한 것으로 보인다. 초기에 6주 집중 입원 프로그램이 행해졌다. 그러나, 이 프로그램에서 얻어진 결과는 오늘날의 감소된 재활시간 프로그램과 수정된 프로그램이 크게 차이나지 않는 것으로 보인다. 현재 더욱 집중된 외래환자 프로그램들이 제공되고 있으며 이러한 프로그램은 입원 프로그램과 비슷한 효과가 나타났다.[32, 33, 34]

32 HR Weiss, S Seibel (2010) Scoliosis Short-Term Rehabilitation (SSTR) – Pilot Investigation, The Internet Journal of Rehabilitation. 1: 1. 11

33 Borysov M, Borysov A. Scoliosis short-term rehabilitation (SSTR) according to 'Best Practice'standards-are the results repeatable? Scoliosis. 2012 Jan 17;7(1):1. doi: 10.1186/1748-7161-7-1.

보존적인 관리의 두 번째 형태는, 만곡 진행을 예방하고 특발성 척추측만증의 자연적인 전개를 바꾸는데 효과적인 것으로 알려진 보조기 치료이다. 보조기 치료는 수술할 가능성을 낮추고 시상면을 보존하며 척추 회전에 영향을 줄 수 있는 것으로 보인다. 또한 보조기 치료의 최종 결과를 예측할 수 있다는 증거들이 있다. 현재 이것은 딱딱한 보조기에만 적용 된다. 부드러운 보조기에 관한 독립적 연구에서 이러한 장치의 사용에 대한 증거는 없는 것으로 보고되고 있다.

콥 각도와 성숙도에 관한 두 개의 보존적 치료 방법의 체계적 적용

보존적인 치료를 위한 가이드라인들은, 주어진 기간 동안 큰 만곡 진행의 위험에 관한 현재의 정보에 기초를 두고 있다.

환자는, 개개인이 자연적 전개를 갖고 있고 철저한 임상적 측정과 환자의 과거 개별적인 기준 에서 고려되어야 한다. 진행 위험의 측정은, 척추측만증으로 진단된 아이들의 만곡 크기 변화를 수량화하기 위해 장시간에 걸쳐 정기적으로 방사선을 찍는 역학적인 조사에 기초를 두고 있다. 이러한 조사는 특발성 측만증의 진단을 받은 아이들의 진행 위험은 관찰 기간 동안 성장의 잠재력과 높은 상관관계가 있다는 전제를 뒷받침한다. 청소년들은 진행에 대한 예후가 나쁘지 않고, 40도 이상으로 진행하는 만곡을 가지는 경우가 비교적 적다. 독일의 가이드라인은, 예후의 위험 측정은 Lonstein과 Carlson의 계산에 근거를 두고 있다. 이 계산은, 미네소타 주(미국)의 학교 조사 프로그램에서 1974년과 1979년 사이에 진단된 727명의 환자들(575명의 여자, 152명의 남자) 중에서 관찰된 만곡 진행에 근거를 두고 있고, 그 수치는 환자들이 골 성숙기에 이르기까지 추적됐다.

I. 아이들[성숙의 징후가 없음]

a. 콥 각도 15도 미만: 관찰[6-12개월 간격]

b. 콥 각도 15~20도: 자유로운 간격의 물리 치료[만곡 진행의 위험이 낮은 환자들을 위해 물리 치료가 없는 6~12주]

c. 콥 각도 20~25도: 물리 치료

d. 콥 각도 25도 초과: 물리 치료와 보조기 착용[부분적 착용, 12~16시간]

34 Pugacheva N. Corrective exercises in multimodality therapy of idiopathic scoliosis in children - analysis of six weeks efficiency - pilot study. Stud Health Technol Inform. 2012;176:365-71.

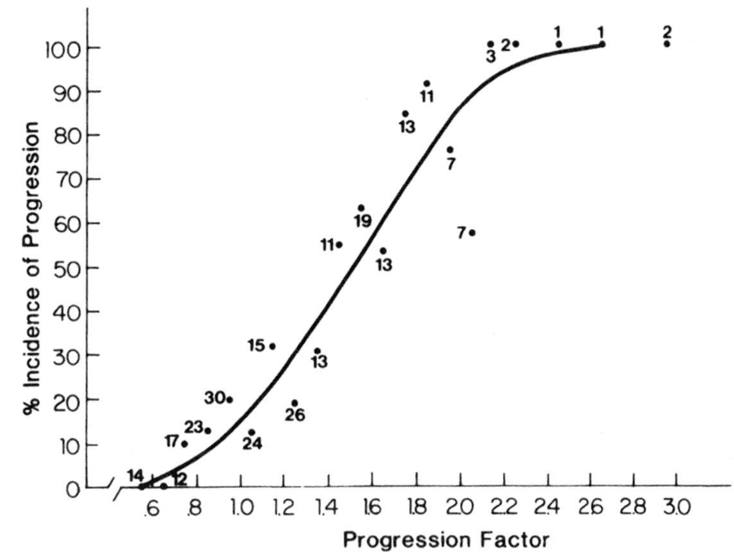

Graph showing the incidence of progression according to the progression factor, which is calculated by the formula:

$$\frac{\text{Cobb angle} - 3 \times \text{Risser sign}}{\text{chronological age}}$$

VOL. 66-A, NO. 7, SEPTEMBER 1984

그림 7.1 공식을 이용해 계산된, 진행 요소에 따른 진행의 발병률을 나타낸다: 콥 각도 − 3 x Risser 징후 / 실제 연령

II. 아이들과 청소년들, Risser 0~3, 성숙기의 첫 번째 징후들, 성숙된 신장의 98% 이하

아래의 섹션은, 뼈대가 성숙함에 따라 변형에 대한 위험 인지도가 변하기 때문에, 콥 각도보다는 진행 위험에 바탕을 두고 있다. 진행 위험은 *그림 7.1*에 보이는 공식으로 계산된다.

a. 40% 미만의 진행 위험: 관찰[3개월 간격]

b. 40%의 진행 위험: 물리 치료

c. 60%의 진행 위험: 물리 치료 + 부분적 보조기 지침[16~23 시간(저 위험)]

d. 80%의 진행 위험: 물리 치료 + 풀타임 보조기 지침[23시간(고 위험)]

III. 아이들과 청소년들, Risser 4[성숙된 신장의 98% 이상]

a. 콥 각도 20도 미만: 관찰[6-12개월 간격]

b. 콥 각도 20-35도: 물리 치료

c. 콥 각도 35도 초과: 물리 치료 + 보조기[부분적, 약 16시간이면 충분]

d. 보조기 벗기: 물리 치료 + 보조기 착용시간 감소

IV. Risser 4–5로서 첫 번째 제시[성장이 완료되기 전에 성숙 신장의 99.5% 이상]

a. 콥 각도 25도 초과: 물리 치료

b. 콥 각도 35도 초과: 물리 치료 + 보조기[부분적 또는 수술을 피할 수 있는 경우, 외관적 의미로만 약 16시간이면 충분]

V. 콥 각도 30도 초과의 어른

물리 치료, 입원 재활 치료

VI. 측만증과 만성적 통증을 가진 청소년과 어른

물리 치료, 측만증 재활 프로그램

[다양한 통증 조절 개념/행동 개선 + 신체적 개념],

특수한 테스트를 하는 동안 긍정적인 효과가 보이면 보조기 치료

예후적 측정과 치료를 위한 상응하는 지침들은 가장 일반적인 상태인 특발성 척추 측만증에 적용된다. 다른 형태의 측만증에서도 비슷한 방식이 적용될 수 있다. 그러나 예를 들면 예후가 분명히 더 나쁠 때는, 휠체어가 필요한 신경근육성 측만증에서는(앉는 능력을 유지하기 위한 수술이 필요할 수도 있다) 예외가 있다. 대안적 치료가 고려되는 다른 이유들은 다음과 같다:

- *심각한 대상실조*
- *구조적인 요추후만증으로 심각한 시상면의 변형(평편등)*
- *콥 각도와 비교하여 불균형한 회전과 미골 접속부분에 높은 미래 불안정화 위험이 있는, 2중 만곡의 요추, 융요추 그리고 미골 구성요소*
- *심각한 구축(contracture)과 근육 수축*
- *특히 시상면에서 척추 움직임의 감소*
- *개별적으로 고려될 다른 것들*

용어의 정의:

Physiotherapy 물리 치료: 주 급성장기 동안의 물리 치료의 개념은 상대적일 뿐이다. 주 급성장기 동안 치료를 받지 않는 환자들 중에 약 30%는 악화되지 않고, 몇

번의 입원 치료를 받은 50%의 환자들이 악화되지 않고(1980년대 말부터의 결과에 의하면), 물리 치료 없이 보스톤 보조기를 착용한 70%가 악화되지 않고 그리고 구체뉴 보조기를 착용한 80%가 악화되지 않았으므로, 보조기 치료가 큰 의미가 있다 [*그림 7.2*]. 그러나 주 급성장기가 지나면, 물리 치료 하나만으로도 그 자체가 효과적일 수 있다.

주 급성장기 동안 오늘날의 입원 치료 방법 혹은 더욱 집중적인 물리 치료를 실시하는 유일한 이유는 (비록 입원 재활 치료가 통증 혹은 폐 기능 장애를 가진 측만증 환자들을 위해 선호되는 방법이지만) 심리적인 효과이다. 긍정적인 예후가 있거나 올바른 보조기 치료를 하고 있다면, 입원 치료 혹은 단기 집중 재활 치료의 90분 정도의 세션 혹은 며칠 동안 하나의 단기 외래 재활 치료가, 집에서 운동하는 프로그램에 요구되는 기술들을 습득하기 위해 필요하다. 그러나 이것은, 물리 치료 방법이 질적으로 훌륭하고 최근의 방법들이 사용된다는 것을 전제로 한다.

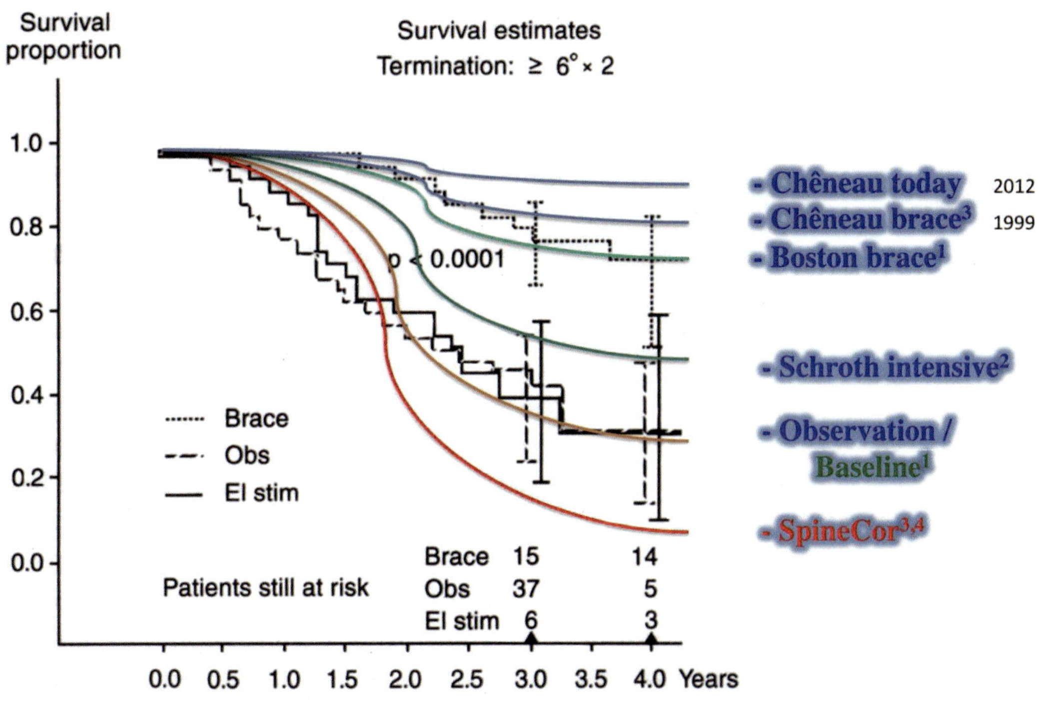

그림 7.2 주 급성장기 동안의 여러 가지 치료 방법들의 생존분석[생존율 = 비진행 환자 수의 통계적 설명]. 생존율은 비진행 환자들의, 다른 말로 만곡이 증가하지 않는 환자, 비율을 나타낸다. 치료없이 0.3[30%가 만곡 증가가 없음], 집중입원 schroth 치료 0.5[50%가 만곡 증가가 없음], 미국에서 물리 치료없는 보스톤 보조기 0.7[70%가 만곡 증가가 없음], 가끔 물리 치료를 하는 1999년의 석고모형 이후의 표준 체뉴 보조기[80%가 만곡 증가가 없음]. 체뉴-겐싱언 보조기 CAD/CAM[95%가 만곡 증가가 없음].

*입원 재활 치료*는 만성적 통증을 가진 환자들에게 처방된다.

보조기: 보통의 보조기(보스톤 보조기, 70%가 진행이 없다)와 대조적으로, 구 체뉴 보조기(1999년 판)는 80%의 성공률이 증명됐다[그림 7.2]. 최근의 과학적 발견들에 따르면, 가장 최근의 보조기의 성공률은 풀타임 착용 시간과 분명한 성장 여지가 있을 때 만곡 각도가 일반적으로 개선되면서, 95% 이상이 된다.

단기 측만증 집중 재활 프로그램들이 입원 치료 뿐만 아니라 통원 치료를 위해 현재 시험 가동 중이다. 초기의 긍정적인 결과가 이미 나왔다. 일상 생활을 고려하는 가장 최근의 개념들로서 scoliologic ® best practice program은 더욱, 일상 생활에서의 습관적 자세로 바꾼다. 만약 이것이 단기 재활기간 후에 성공하고, 새로 교정된 자세들이 성공적으로 자연스럽게 된다면, 더 많은 물리 치료 없이 지낼 수 있다. 이 프로그램은 환자에게 큰 부담을 주지 않을 것이다.

요약

이 가이드북에서 제공된 관찰들의 중심에는, 우리가 특발성이라고 부르는 근원이 알려지지 않은 척추측만증이 있다. 여기서 설명된 많은 문제들은 원인이 알려진 척추측만증을 위해서도 사용될 수 있다. 그러나 원인이 알려진 척추측만증 형태들은 매우 드물고 그 원인들이 매우 다양해서 하나의 가이드북에서 체계적으로 설명될 수가 없다. 따라서 이러한 환자들의 진찰은 개별적이며 상태별로 고려될 수 있을 뿐이다. 이러한 이유로, 일반적인 설명들이 이 주제에 관해 제공될 수가 없다. 그럼에도 불구하고, 비특발성 척추측만증에 동일하게 적용되는 사항은 뼈 성장의 기간동안 악화될 수도 있다는 것과 90도가 넘는 흉추를 가진 측만증 환자들에게서 심혈관적 문제들이 발생할 수도 있다는 것이다.

특발성 척추측만증(모든 형태의 척추측만증 중 70-90%가 특발성이다)은 몇몇 경우에 있어서만 주요한 건강 위험을 가지고 있다. 성인의 경우에도 중대한 만곡으로 수행능력이 줄어 들 수 있는 것은 사실이지만, 적절한 센터의 입원 재활 치료나 육체적 활동을 강화함으로써 다시 한 번 개선될 수 있다. 만곡의 악화나, 중대한 만곡조차도, 폐경기 이전까지 선택적 방법들에 의해 대개 중지될 수 있다.

이 책을 통한 나의 바램 중 하나는, 독자들에게 치료의 자격 요건을 밝히는 것이고 다른 하나는 정상적인 걱정들이 가라앉을 수 있도록 진정시키는 방식으로 상황을 설명해 주는 것이다. 또한 전체적으로 이 가이드북은 내과의사, 카이로프로틱 의사, 물리치료사와 정형외과 기술자들이 치료하는 동안 환자들의 두려움을 진정시키고 효과적인 치료 방법들의 장점을 자신 있게 제시하기 위한 버팀대를 제공하기 위해 의도된 것이다.

광범위한 참고 문헌들이 일반적으로 하나의 가이드북에서 표준은 아니다. 일반인들이 전문가 문헌을 읽는 것이 반드시 필요한 것도 아니다. 그러나 환자들이 어떤 주장들이 과학적 연구에 의해 지지되는지를 아는 것은 도움이 될 수 있다. 이러한 이유로, 광범위한 참고 문헌들이 불안감을 덜어주는데 도움을 줄 것을 바라며, 특히 중요한 문헌을 주석에 보태면서 이 책이 기초를 두고 있는 문헌의 부록 목록을 만들었다.

그들의 질문들이 내가 이 가이드북을 준비하도록 동기부여를 한 많은 환자들, 그리고 무엇보다도 이 작은 책을 그들의 개인적인 기록들로 풍부하게 해 준 환자들에게 감사를 표하고 싶다. 사전에 비판적으로 이 가이드북 전체를 걸쳐 작업을 하고 그럼으로써 귀중한 도움을 제공했던 모든 환자들에게 많은 감사를 드린다. 수술치료를 받은 측만증 환자들의 사진들을 나에게 제공한 것 뿐만 아니라, 그의 비판적인 조언에 대해서도 Dr. Halm에게 또한 감사를 드리고 싶다.

보존적 전문가들

아래에, 환자들이 측만증의 보존적인 관리에 관한 현재의 규범에 따른 조언을 얻을 수 있는 보존적인 치료 전문가들의 주소가 있다. 임상적이고 방사능적 조사를 받기 위한 진찰 상담을 계획하고 가장 최신의 표준에 따라 보존적인 치료를 시작하도록 권한다.

Germany:

Hans-Rudolf Weiss, MD

Orthopedic Surgeon, Physical Medicine and Rehabilitation,

Chiropractor (German school)

Alzeyer Str. 23

D-55457 Gensingen, Germany

Tel.: ++49 (0)6727 894040

info@skoliose-dr-weiss.com

www.scoliosis-dr-weiss.com

USA:

Marc Moramarco, DC

Scoliosis 3DC

3 Baldwin Green Common

Suite 204

Woburn, MA 01801

781-938-8558

Email: info@scoliosis3dc.com

www.scoliosis3dc.com

Canada:

Fariba Taheri, PT

122 | 5.2 Brace Treatment

Best Practice Instructor

North York Total Rehabilitation

5292, Yonge Street, North York

Cell: 416 953 10 61

Email: faribataheri62@gmail.com

Ukraine:

Maksym Borysov and Artem Borysov

Best Practice Instructor

"Biotechnika" Rehabilitation Services

Moskovsky prospekt 197

Kharkov (61037), Ukraine

Email: bma-ukrniip@mail.ru

Russia:

Mogiliantseva, Tatiana

City hospital No.40

Borysova str. 9

Saint-Petersburg, Russia

Email: Tatiana mog@mail.ru

South Korea:

Sang Gil (Daniel) Lee, (이상길)

Best Practice Instructor

Schroth Corrective Exercise center

Seoul, South Korea

cell: 010 4258 1104

Email: kschroth@naver.com

사용 설명서

Annex: Instructions for Use

청소년 측만증을 위한 체뉴 형태의 측만증 교정 보조기

설명서에 따라 만들어짐

정형외과 기술 전문 서비스 센터가 환자를 위해 개별적으로 만들어 준 측만증 교정보조기를 받았다. 설명서에 적힌 사용 방법과 안전 지침을 잘 읽고 사용하길 바란다.

우리 팀은 당신이 갖는 어떤 질문에도 기꺼이 답할 것이다.

당신의 측만증 교정 보조기에 관한 중요한 정보

적용과 사용의 제한

보조기는 측만증으로(3차원적으로) 변화된 환자의 척추를 교정하기 위해 고안됐다. 그것은, 신체의 특정 부분에 압력을 가하기 위해 압력패드를 사용하는 데, 그 압력은 반대편의 빈 공간까지 전달되어야 한다. 운동과 더불어, 환자의 보조기는 척추의 만곡을 펴고 몸통 상태를 개선하기 위해 의도되었다. 측만증 교정 보조기의 착용감과 착용기간은 당신의 측만증의 심각도, 형태 그리고 위치에 따라 크게 다르며 환자의 협조에 따라 다르다. 어떤 치료 결과를 얻을지는 개인 임상과 전체적인 치료 과정에 달려있다. 함께하는 치료 수단들(예: 물리 치료)이 당신의 수행 능력에 도움을 줄 지에 관해 일일 착용 시간과 같은 부분은 환자의 의사, 치료사와 의논해야 한다.

측만증 교정 보조기는 아무런 통증도 없이 항상 기본적으로 환자에게 맞아야 한다. 과도한 압력이나 마찰이 통증을 유발할 수 있다. 만약 척추측만증 교정보조기에 문제가 있다면, 정형외과 기술전문 서비스 센터로 보내야 한다.

척추측만증 교정 보조기의 기능과 신뢰성을 유지하기 위해서는, 보조기를 조심스럽게 다루어야 한다. 과도한 압박이나 부적절하게 취급하면 기능이 제한되거나 재료가 손실될 수 있다. 교정보조기는 의사와 함께 결정된 적용 분야만을 위해 고안되었다.

스포츠 활동을 늘리는 것은 정말로 환영할 만한 일이지만, 참여하는 스포츠의 종류나 보조기를 차고 하는 운동의 경우 의사와 상담이 필요하다. 왜냐하면 교정 보조기는 모든 운동에 적절한 것은 아니기 때문이다. 보조기를 물이나 소금물로 사용하거나 산, 가성소다와 용해액으로 접촉하는 것은 피해야 한다. 예외인 경우는 방수가 되고 물세탁, 목욕 그리고 수영을 위해 특별히 승인된 보조기뿐이다.

고온에서, 보조기 사용을 금한다. 피부와 접촉한 금속부품이 화상을 유발할 수 있으며 고온은 플라스틱 부품의 변형을 초래할 수 있다.

개별적인 구성요소/엑세서리의 설명

체뉴에 따른 측만증 보조기는 몸통을 둘러싸고 앞에서 조이는 단단한 재료로 만들어진다. 게다가, 측만증의 형태에 따라, 신체에 교정력을 가하는 압력패드가 여러곳에 위치한다. 이 압력패드 반대편에 압력이 빠져갈 수 있는 공간이 있어야 한다.

의료 및 치료의 측면

환자의 전체적인 구조와 함께 존재하는 질병들에 따라, 개인별로 몇 가지 후유증이 보조기에서 발생할 수 있다. 보조기에 수반되는 모든 문제들을 환자의 정형외과 기술전문 서비스 센터에 알려라.

교정 보조기는, 몸통을 둘러싸고 있고 다른 면(planes)들에 따라 기형 척추를 다시 똑바로 맞추기 위해 압력패드를 사용한다. 환자가 숨을 들이 쉴 때마다, 몸은 수동적 교정을 지지하기 위해 이 공간으로 이동한다.

정기적인 물리 치료는 최적의 교정 성공을 달성하기 위한 좋은 방법이다. 치료사는 근육 훈련에 관한 더 많은 조언을 줄 수 있다. 교정 보조기는 치료 개념의 일부분이며 환자의 완전한 협력과 함께 이상적인 효과를 얻을 수 있다. 일일 착용시간 지키기, 엄격한 물리적 치료 운동 그리고 매일같은 가정에서의 운동들이 과학적으로 인정된 성공적인 치료를 위한 방법들의 구성요소들이다.

일반적인 개인위생에서, 특히 압력패드 부분의 피부를 잘 관찰해야 한다. 압력패드의 지속적인 교정 압력이 피부색깔에 변화(붉은 색)를 일으킬 수 있다. 그러나 검붉은, 파란 변색 혹은 비압력 피부부분은 용인될 수 없다. 특히 이 압력부분에 있는 당신의 피부를 강화하기 위해, PC30(약국에서 구할 있음)과 같은 피부 태닝제로 그

부분을 문지르며 관리할 수 있다. 샤워나 목욕 후, 피부를 완전히 건조시켜야 하고 보조기를 입기 전에 피부를 부드럽게 만들면 안된다.

크림은 피부를 부드럽게 만들어 압력에 잘 견디지 못하게 만들기 때문에 사용하면 안된다. 바디 파우더 또한 압력패드 밑 피부를 쓸리게하고 과도한 건조 피부를 만들기 때문에 사용하면 안된다.

상처난 피부에 가죽재료를 직접 접촉하는 것은 반드시 금해야 한다.

보조기의 취급/기능성/착용/위험

측만증 교정 보조기의 착용과 제거

특히 보조기를 처음 받을 때, 보조기를 다루는 방법을 배워야 한다. 보조기를 입고 벗는 연습이 필요하다.

보조기는 피부 위에 직접 입으면 안되고, 몸에 꽉 붙는 티셔츠나 보조기 셔츠 위에 입는다. 이것은, 보조기 아래에 생기는 습기를 효과적으로 모으거나 제거하는 데 도움을 준다. 불필요한 압력에 의한 상처를 예방하기 위해 보조기 밑의 셔츠가 주름이 지지 않도록 해야한다. 소매가 있는 특수하고 매끄러운 보조기 셔츠가 훨씬 더 적절하다. 필요하면 정형외과 기술자에게 요청한다.

보조기가 요추와 골반을 일정한 위치로 움직이기 때문에, 누워있을 때 다리를 약간 구부리고 보조기를 조여 줘야 한다. 이 자세에서는 이게 더 편하다. 그러나, 너무 세게 조여 끈이나 막이를 당기지 말아야한다. 서 있을 때 내부 장기들은 더 많은 공간이 필요하고 그러면 보조기가 너무 조이기 때문이다. 바로 앉을 때는, 바로 앉기 전까지 측면부터 시작해서 두 팔로 몸을 세워라.

착용 시간

환자를 위해 만든 보조기는, 의사가 달리 처방하지 않는다면 매일 착용해야 한다. 일일 착용 시간은, 만곡 각도, 경직도 그리고 현재의 성장 속도에 따라 따르다. 척추측만증 보조기는 일반적으로 개인 위생을 위해 1시간을 제외하고 하루 23시간 착용해야 한다.

보조기 착용에 익숙하기

첫 보조기 착용감을 개선하기 위해 초기에, 가능한 오래 착용해야 한다. 하루 23시간의 착용 시간을 준수해야 한다.

조언: 식사 후, 약 20~30분 동안 보조기를 약간 열어 두어도 되나 벗지는 않는다. 그 후 보조기를 다시 적절히 착용한다.

위험

보조기의 경직된 구조가 환자의 움직임을 방해할 것이다. 그러나 신체에 영향을 주는 교정력으로 생긴 것이기 때문에 약간의 불편은 감수해야 한다.

보조기는 몸과 외투 사이에 착용한다. 땀이 증가하면 보조기 밑에 피부 자극이 생기고 옷이 보조기 끝의 마찰로 더 많이 닳을 수도 있기 때문이다. 피부에 어떤 변화가 있다면 정형외과 기술자나 의사와 상담해야 한다.

환자 보조기는 성장기 동안 처방되는 보조기 치료이며 끊임없는 교정 효과를 제공한다. 보조기의 압력패드가 적절한 위치에 자리하지 못하는 경우, 정상적인 육체적 성장으로 인해 키나 체중의 증가로 보조기가 너무 작아졌기 때문이다. 그러므로 신체의 변화뿐만 아니라 압력패드의 위치와 압력을 예의 주시하고, 어떤 변화를 발견하면 정형외과 기술자와 연락을 해야 한다.

보조기에 사용된 재료들에 주목한다. 일반적으로 사용하는 재료들은 피부 저항력에 대해 테스트를 한 재료들이다. 그럼에도 피부에 변화가 일어나면, 바로 당신의 의사와 상담해야 한다. 보조기는 플라스틱, 가능하면 금속과 가죽으로도 만들어지기 때문에 직접적인 불길이나 뜨거운 열기를 받지 않아야 한다. 불이 나거나 보조기의 모양이 변형될 수도 있다.

의료상 다른 큰 위험은 매우 드물다. 다리 정맥 혈전증을 보여 marcumar(혈액희석제제)로 치료 했던 경우가 있다. 이것은, 사타구니를 누르는 보조기의 정면 바닥 모서리 때문만은 아니다. 보조기 치료동안 다리 정맥 혈전증이 발생했다면 다른 요소들의 관련이 있다(기본적인 질병들, 스포츠 활동을 오래한 후의 심한 건조증이나 등등). 이런 종류의 증세는 단지 보조기를 착용하는 것만으로는 생기지 않는다.

정기적인 분기별 검사를 통해 제거할 필요가 있는 만곡 형태의 성장과 관련한 변화 외에, 보조기로 유발되는 외관적인 문제가 때때로 나타난다. 드문 경우로, 유방이 성장하면서 가슴 아래의 보조기 모서리가 4주 보다 더 오랫동안 유방선을 누른 다면, 흉부의 성장이 부정적인 영향을 받을 수 있다.

그러나 그러한 증세(합병증)들은 매우 드문 경우이다. 지금까지 30,000개의 보조기를 승인하거나 평가했는데, 저자는 5번의 가슴 기형 증세를 관찰했다. 이 경우, 환자들이 주의를 했거나, 처방대로 정기적인 검사를 했다면 피할 수 있었을 것이다.

보조기의 청결과 소독

다른 옷들과 마찬가지로, 보조기도 불쾌한 냄새를 없애기 위해 정기적인 청결유지가 필요하다. 플라스틱이나 금속 부품들은 물과 비누로 씻을 수 있다. 가죽 부품은 가끔 물기 있는 천으로 닦아야 한다. 세탁은 가죽을 건조하여 재료 파손을 일으킨다.

보통, 보조기 소독은 필요하지 않다. 그러나 찢어지거나 삼출성 상처가 있으면 가끔 소독하기를 권한다. 소독을 위해, 70%의 아이소프로파놀 용액, 3%의 과산화수소 용액 혹은 다른 상업용 소독약으로 접촉 표면을 스프레이 하는 것으로 충분하다. 소독이 velcro fasteners 같은 컬러 보조기를 변하게 할 수 있다. 가죽으로 된 압력 패드가 있다면, 소독약 때문에 바싹 마를 수 있다.

검사와 관리

적절한 맞춤과 기능이 유지되도록 보조기를 정기적으로 검사해야 한다. 어떤 경우에도, 검사 간격을 잘 확인하여 반드시 준수해야 한다.

검사 기간을 지키지 않으면, 보조기의 손상시, 정형외과 기술 전문가 서비스 센터의 책임이 없을 수 있다.

보조기가 배달됐을 때의 형태를 유지 할 때만 보상이 된다. 그리고 정형외과 기술 전문가 서비스 센터가 수행한 서비스에만 제한된다.

처리와 환경 보호

환경 보호를 위해, 사용하지 못하게 된 환자의 보조기를 정형외과 기술 전문가 서비스 센터에 보내기를 요청한다.

다른 제언:

____

____

____

보조기의 수명: 개인적인 신장과 신체 넓이의 성장에 따라 다르다.

검사 간격: 의사와의 진찰 후 – 일반적으로 3개월.

[정형외과 기술 연방 위원회의 표준에 기초하여]

정형외과 전문가 서비스 센터: